몸과 마음이 단단해지는 힐링 테라피

# 리추얼 요가

몸과 마음이 단단해지는 힐링 테라피

# 리추얼 요가

이유정 지음

HUDDLING BOOKS

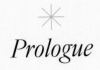

## *Prologue*

### 리추얼 요가를 시작하시는 분들에게 드리는 초대장

● 잔뜩 긴장한 채로 첫 요가 수업을 진행했던 것이 얼마 되지 않은 것 같은데, 숫자를 세어 보니 벌써 15년이 지나고 있다. 그런 내가 요즘 푹 빠진 것은 바로 '리추얼 요가'다. 이쯤 되면 바로 머릿속에 한 가지 질문이 떠오를 것이다.

'리추얼 요가? 도대체 그게 뭔데?'

아직까지 '요가'라는 운동을 제대로 정의할 수 있는 이가 많지 않은 것이 사실이다. 이런 상황에서 그냥 '요가'도 아닌 '리추얼 요가'를 언급하니 더욱더 어리둥절할 수밖에 없을 것이다. 흔히들 '요가'라는 말을 들으면 단순히 살을 빼고 몸매를 예쁘게 하는 운동이라 생각하는 경우가 많다. 실제로 요가 수업에 처음 등록할 때 얼마나 해야 살이 빠지기 시작하는지, 군살을 빼고 예쁜 몸매를 만들려면 어떤 자세를 많이 하면 좋을지 등에 대해 물어보는 경우가 대다수다.

물론 요가를 통해 살을 빼고 보디라인을 잡아줄 수 있다. 나쁜 자세 때문에 생기는 허리와 어깨, 목의 통증을 줄여주고 자세를 교정하는 것도 가능하다. 그렇다. 분명히 요가를 통해 육체의 건강을 얻을 수 있다. 그러나 '리추얼 요가'는 여기서 한 걸음 더 나아간다. 육체의 수련 과정과 함께 정신의 건강함도 찾을 수 있도록 돕는 것이 핵심이다. 인도에서 시작된 요가는 미국과 유럽을 거쳐 우리나라로 오게 되면서 점점 더 육체에 집중되기 시작했다. 하지만 본래 요가의 목적은 정신 수양이다. 이러한 점을 고민하던 나는 자연스럽게 '리추얼 요가'에 집중하게 될 수밖에 없었다.

사전에서 '리추얼 Ritual'을 찾아보면 '종교적인 의식, 세리모니'라는 뜻을 가지고 있다. 그런 의미에서 리추얼 요가는 자신만을 위한 작은 의식이라 보면 된다. 리추얼 요가의 시간은 누구의 방해도 없이 온전히 자기 자신에게 집중하는 시간이기도 하다. 리추얼 요가는 육체적 건강에 집중하는 요가와 마음 챙김의 명상을 함께 조합한 것이다. 지금까지 널리 알려졌던 요가를 떠올려 보자. 자세를 정확하게 잡기 위해 모든 정신을 집중하고 근육의 움직임과 균형에만 신경 쓰게 되는 일이 많았다. 그로 인해 마음 챙김과 치유를 위한 시간을 가지기 힘들다.

반대로 기존의 명상은 어떨까? 그동안의 명상은 마음의 치유와 내면의 깨달음을 위한 과정이었다. 때문에 육체적 건강에 대한 비중은 부족하다. 온전히 나에게 집중하며 마음을 비우는 것에 모든 정신적 에너지를 사용하기 때문이다.

리추얼 요가는 이와 같이 분리되어 있는 요가와 명상을 하나로 모은 것이라 보면 된다. 요가 자세(이하 아사나)를 수련함으로써 신체의 건강함과 균형을, 명상을 통해 자존감과 마음의 평온을 얻을 수 있도록 도와준다. 리추얼 요가를 진행하면서 정신적인 소음과 인간관계 때문에 얻게 되는 수많은 상처들을 치유할 수 있다. 잠시 시간을 내서 나만을 위한 요가 동작과 명상을 수행함으로써 불필요한 감정 낭비를 차단하고 스스로의 자존감을 회복할 수 있다. 동시에 각종 아사나들을 통해 신체의 근력과 균형을 찾을 수 있다.

우리가 사는 세상은 우리를 정신적으로 너무 힘들게 한다. SNS를 통해 명품이나 예쁜 몸, 호화로운 해외여행 등을 자랑하는 친구들을 보면서 스스로 초라함을 느낄 수밖에 없다. 가족들도 우리를 힘들게 한다. 서로를 가장 잘 알기에 가장 아픈 곳을 찌르기도 한다. 회사에서는 직장 동료나 선배, 후배들로 인해 마음의 상처를 입기도 한다. 이를 잊기 위해 술을 마신다거나 어딘가에 분노를 쏟아붓는 것은 그 순간에는 시원할지 모르지만 결국 상처는 반복되고 더 깊어진다. 그래서 리추얼 요가가 필요하다. 내면에 깊이 감춰져 있던 자신의 진짜 모습과 마주할 수 있도록 돕기 때문이다.

이 책은 리추얼 요가를 시작하려는 이들을 위해 준비한 일종의 러브레터이자 초대장이다. 리추얼 요가를 주제로 한 이 책을 통해 그동안 강사로 활동하면서 경험하고 느꼈던 것들을 하나씩 전하고자 한다. 리추얼 요가는 그간 몰랐던 나의 모습과 마음의 평화를 발견할 수 있도록 한다. 또한, 육체적인 면에서는 가장 아름다운 나의 모습을 만들어가면서 정신적으로는 다른 사람의 말이나 행동에 상처받지 않는 강한 나로 마음의 근육을 키우는 과정이기도 하다. 내가 원하는 나를 만들어가는 즐거운 여행, 가장 완벽한 나를 찾는 여정을 떠나보는 것은 어떨까?

저자 이유정 드림

CONTENTS

# Part 4  베이직 리추얼 아사나

# Part 5  마음을 다스리는 리추얼 아사나

# Part 6  리추얼 in Depth

# Part 1
# Ritual
# Yoga

요가는 리추얼이다

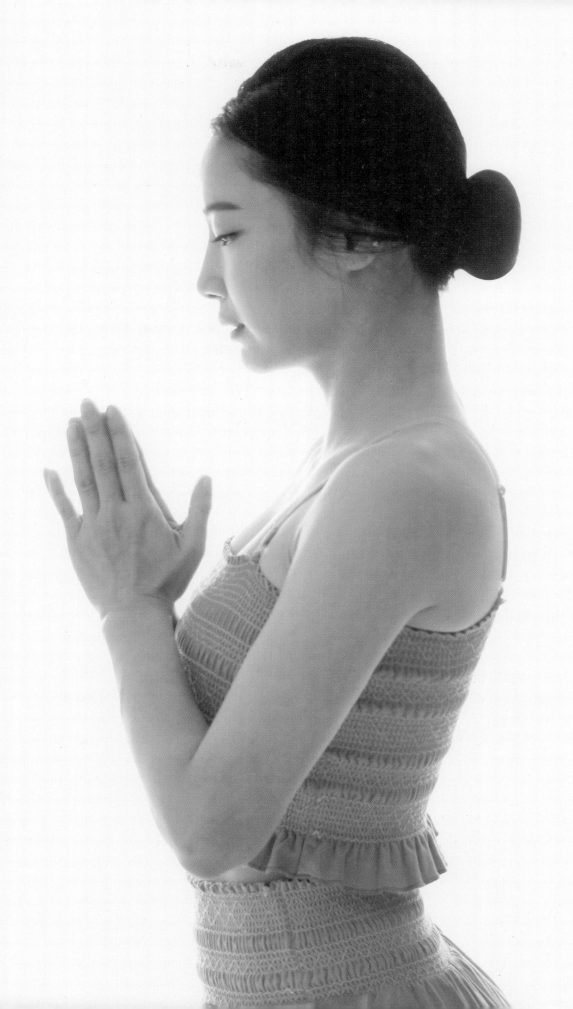

# 1

# 모든 요가의 시작, 리추얼

● 인도에서 시작된 '요가'는 깨달음을 얻는 수행 방법 중 하나였다. 수많은 요가 자세(아사나)들은 깨달음을 얻기 위해 수행자들이 각자 고안해냈던 동작들인 것이다.

이러한 아사나는 대부분 자연과 동물의 이름을 땄다. 흔히 '나무 자세'로도 불리는 '브룩샤아사나 *Vrksasana*'를 예로 들어보자. 이 자세는 '브룩샤(나무)'와 '아사나(자세)'를 합쳐 이름이 붙여졌다. '산 자세'를 뜻하는 '타다아사나 *Tadasana*' 역시 마찬가지다. '타다(산)'와 '아사나(자세)'를 합쳐 이름을 만들었다. 드넓은 자연에서 많은 수행자들이 깨달음을 얻었다는 반증이기도 하다.

그런데 안타깝게도 우리나라의 경우 요가를 배울 때 '정신'보다 '육체'에 집중한다. 대부분의 요가 센터와 피트니스 센터의 요가 수업은 근력 향상과 군살 제거 등의 효과를 얻는 것에 더 큰 목표를 둔다. 요가가 처음 유럽과 미국에 전파되었을 때 육체에 집중하고 마음 수련이 외면되었는데, 이러한 현상이 한국에도 자연스럽게 적용되었기 때문이다.

하지만 앞서 설명했듯이 요가의 처음 시작을 되돌아보면 요가는 명상을 위해 자세를 잡고 깊이 자신의 내면을 들여다보는 과정이었다. 요가 자체가 자신을 위한 의식이었다는 점에서 요가의 근본적인 속성은 '리추얼'이라 할 수 있다. 다만 요가의 전파 과정에서 요가 자세가 예쁘고 건강한 몸을 만드는데 도움이 된다는 점이 강조되어 요가는 곧 다이어트와 몸매 교정을 위한 운동으로 범위가 좁아지게 되었을 뿐이다. 그러나 다시 강조하지만 모든 요가의 시작점은 '리추얼'이라 할 수 있다.

# 2
## 리추얼 : 나를 위한 규칙적 의식

● '리추얼 *Ritual*'의 사전적 의미는 '의례 또는 종교상의 의식, 규칙적인 의식'을 가리킨다. 비슷한 단어로 '루틴 *Routine*' 또는 '습관 *Habit*'이 있는데, 리추얼은 무의식적으로 반복하는 행동이 아닌 계획적으로 시간과 장소를 정해 집중한다는 점에서 루틴이나 습관과는 차이가 있다.

PC를 오래 켜두고 사용하면 속도가 느려지거나 에러가 많이 발생한다. 컴퓨터를 사용하는 동안 쌓이는 불필요한 데이터들이 속도를 떨어뜨리기도 하고, 발열도 심해지는 원인이 된다. 이 문제를 해결하는 가장 좋은 방법은 PC를 껐다가 다시 켜는 것이다. 이 단순한 과정이 장시간 컴퓨터를 켜둬서 생긴 열을 식히고 불필요하게 쌓인 데이터를 정리하는 계기가 된다.

리추얼 요가는 PC를 껐다가 다시 켜는 것과 비슷하다. 하루하루 생활하면서 쌓이게 되는 온갖 부정적인 감정과 분노, 짜증과 같은 불필요한 감정들을 의식적으로 지우는 과정이다. 일상적인 생활을 잠시 멈추고 리추얼 요가를 통해 마음을 다시 정리하고 시작할 수 있도록 도와준다. 요가 자세를 취하며 얻을 수 있는 신체적인 건강과 명상으로 완성시킬 정신적인 치유를 합쳐놓은 수련법이라 할 수 있다.

하루를 시작할 때 또는 하루를 마칠 때, 나에게 가장 적절한 시간과 내가 편안함을 느끼는 장소를 정해 의식적으로 반복하면서 스스로를 치유하는 것이 리추얼 요가의 핵심이다. 단, 신체 흐름에 맞추어 흐름이 깨지지 않도록 아침, 낮, 저녁 시간에 그날의 컨디션에 맞는 요가 동작을 해야 한다.

요가와 명상을 오래 수련한 숙련자들은 장소에 상관없이 가만히 자리에 앉아서 명상을 하는 것이 얼마든지 가능한 일이겠지만, 평범한 사람들이 그렇게 깊은 단계까지 단기간에 도달하기란 어려운 일이다. 그렇기 때문에 리추얼 요가가 필요하다. 리추얼 요가는 더 깊은 단계의 요가와 명상을 시작할 수 있도록 가이드해주는 입문 과정이다.

# 3
# 리추얼 요가 그리고 명상

● 리추얼 요가는 내가 몰랐던 나를 만나는 과정이다. 명상과 비슷하다고 볼 수 있으나 분명 차이가 있다. '명상 *Meditaion*'은 마음을 고요하게 만드는 것에 집중한다. 명상을 함으로써 머릿속에서 복잡하게 떠오르는 수많은 생각들과 걱정들이 차분히 가라앉게 되고 편안한 마음을 가지게 된다.

또한, 명상은 자신의 마음을 완전히 비워내는 상태를 목표로 한다. 그러나 명상을 처음 시작하는 초심자에게는 꽤 어려운 일일 수밖에 없다. 애써 마음을 비워내려고 노력해 봐도 눈을 감고 있으면 머릿속에서 끊임없이 이런저런 생각들이 꼬리에 꼬리를 물고 나타나기 때문이다. 마치 '코끼리를 생각하면 안 된다'라는 말을 들으면 계속 코끼리가 생각나듯, 아무 생각도 들지 않을 정도로 마음을 고요하게 만들고자 노력하면 오히려 온갖 잡생각들이 몰려온다. 초심자들이 처음 몇 번 명상을 시도하다 포기하는 경우가 많은 이유다. 하지만 다행스럽게도 리추얼 요가의 수련 과정 속 명상은 기존의 명상과 조금 다르다.

리추얼 요가는 초심자들이 명상에 대한 어려움을 겪지 않도록 아사나를 수련하면서 함께 명상하도록 한다. 요가 포즈를 제대로 취하기 위해 온 신경을 집중하면 다른 잡생각이 들어올 틈이 없어지기 때문이다. 포즈 잡는 것에 어느 정도 익숙해지면 자세를 잡은 상태에서 자연스럽게 명상을 시작할 수 있게 된다.

예를 들어보자. 어린 아이들이 처음 걸음걸이를 연습할 때 팔과 다리에 제대로 힘을 주거나 균형 잡는 것에 익숙하지 않아 오로지 걷는 것에만 집중한다. 다른 생각을 할 틈이 없다. 마찬가지로 리추얼 요가는 아사나를 연습하여 몸에 익숙해지기 전까지는 동작에 집중하느라 잡생각이 들 겨를이 없다. 발끝은 어떻게 해야 하는지, 어깨 방향은 어디를 향해야 하는지에만 오롯이 집중하기에도 바쁘기 때문이다. 결국 리추얼 요가는 자세에 집중함으로써 마음을 비워낸다는 것이다. 이는 분명 명상과 비슷하면서 다른 점이다.

어느 정도 자세 잡는 과정에 익숙해지면, 리추얼 요가의 다음 단계가 시작된다. 자세를 잡으면서 느껴지는 자극에 집중하다가 점점 그 자극마저도 지워내는 단계다.

나무 자세(브릭샤아사나)를 취한다고 생각해보자. 초심 단계에서는 양손을 합장하고 한쪽 발바닥을 다른 쪽 다리의 허벅지에 닿게 한 상태에서 균형 잡는 것조차 어렵다. 자세가 조금 익숙해지면 양손이 서로 미는 힘과 서있는 동안 느껴지는 한 쪽 발바닥의 무게를 오롯이 느끼게 된다. 여기서 더 익숙해지면 미는 힘이나 발바닥에 쏠리는 무게조차 느껴지지 않게 되어 마음이 비워지는 경험을 할 수 있게 된다.

이는 우리가 자연스럽게 걷는 것과 비슷하다고 볼 수 있다. 걷는 것에 익숙해지면 우리는 특별히 머릿속에서 발목과 무릎 관절을 어떻게 움직여야 하고 팔은 어떻게 움직여야 하는지 따로 신경을 쓰지 않는다. 어디로 가야겠다는 생각만 하면 몸은 자연스럽게 가야 할 방향으로 움직인다. 걷는 동안 이런저런 생각과 아이디어를 떠올릴 수 있게 된다. 옛날 철학자들이나 작가들이 산책을 하면서 생각을 정리한 것은 다시 말해 걸으면서 명상을 한 것이라 볼 수 있다. 약간 다른 점이 있다면 리추얼 요가에서는 명상을 통해 나 자신을 발견하는 것이고, 철학자들의 명상은 자신의 생각을 정리하는 방법으로 활용되었다는 것 정도라 할 수 있다.

# 4
# 나만의 리추얼 만들기

● 리추얼 요가는 매우 개인적인 과정이다. 자신에게 맞는 자세를 찾아 나에게 온전히 집중하는 명상을 해야 하기 때문이다. 그러니 리추얼 요가를 하기에 적당한 시간을 찾는 것도 필요하다. 각자에게 어울리는 리추얼 요가 타이밍은 다른 사람의 시선이나 평가를 의식할 필요 없이 모든 기준을 나에게 맞춰 정하면 된다. 내가 느끼기에 가장 적당한 자세, 내가 느끼기에 가장 편한 시간과 장소를 찾으면 리추얼 요가의 준비가 끝난다.

나에게 맞는 장소가 꼭 조용한 곳이어야 할 필요는 없다. 조용히 집중할 수 있는 환경만 된다면 분위기 좋은 카페, 요가원 스튜디오 역시 좋은 리추얼 요가 장소가 될 수 있다. 심지어 일하는 직장 역시 내가 의식적으로 노력한다면 순식간에 리추얼 요가 스튜디오가 되기도 한다.

처음 리추얼 요가를 시작하는 단계에서는 내 방이나 거실이 가장 좋다. 타인의 시선을 의식하지 않고 온전히 자신에게 집중할 수 있는 최적의 장소이기 때문이다. 요가 매트를 펼칠 공간만 있으면 그곳이 바로 나의 리추얼 요가를 위한 스튜디오가 된다. 그러니 일단 혼자만 있을 수 있는 공간을 확보해 보도록 하자. 적절한 공간을 찾아낸 다음 하나씩 나만의 리추얼을 만들어나가면 된다.

‖ 첫 번째 : 자신만의 아사나 찾기 ‖

우선 나만의 리추얼을 만들기 위해서는 나에게 맞는 아사나를 찾는 것이 먼저다. 명상을 위해 요가 매트에 앉는 자세가 편한 사람이 있을 수 있고 또 서있는 것이 편한 사람도 있다. 그러니 어떤 아사나든 상관없다. 고양이 자세, 전굴 자세 등 요가의 수많은 아사나 중에서 자신에게 가장 적절한 자세를 찾으면 된다. 그냥 엎드려 눕는 것 역시 나만의 아사나가 될 수 있다. 또한 자신만의 아사나는 꼭 한가지일 필요는 없다.

완전 초보 단계에서 아사나를 찾는 방법은 이렇다. 아무것도 하지 않고 그냥 앉는 것이다. 그 상태에서 멍하니 한 곳을 본다. 굳이 눈을 감지 않아도 된다. 어떤 경우엔 눈을 감는 것보다 한 곳을 멍하니 오랫동안 보는 것이 오히려 정신 집중과 잡념을 없애는 것에 도움이 될 수도 있다. 정신이 꼭 또렷하게 깨어있을 필요도 없다. 피곤하면 피곤한대로 앉아있으면 된다.

이렇게 앉은 상태에서 하나씩 자세를 취해보도록 한다. 우선 몸을 비트는 '아르다마첸드라사나(62p 참조)'를 해본다. 동작을 마무리하고 호흡하면서 다시 한 곳을 멍하니 본다. 처음 초보 단계에서는 복잡한 머릿속을 차분히 정리하는 것만으로도 성공이라 볼 수 있다. 요새 유행하는 '불멍'이나 '물멍' 역시 원리가 비슷하다. 불을 보면서, 물을 보면서 멍하니 있는 순간이 바로 앞에서 말한 '전원 끄기'라 할 수 있다.

한두 개 동작을 하면서 머리를 비우는 과정에 익숙해지면 동작을 추가하거나 리추얼 시간을 늘려 조금씩 더 몰입할 수 있도록 연습한다. 우울감을 떨치거나 스트레스를 없애고 싶을 때 등등 상황에 맞는 아사나 조합을 뒤에 따로 준비해 보았으니 앞으로 소개될 아사나를 연속으로 이어가는 연습을 해보면 조금 더 도움이 될 것이다.


## ‖ 두 번째 : 자신만의 호흡 찾기 ‖


자세를 잡는 것에 조금 익숙해지면 그 다음으로는 자신만의 호흡을 찾게 된다. 호흡은 단순히 숨을 들이마시고 내쉬는 과정이지만 요가에서는 호흡을 크게 5가지로 나누어 각각 다른 방법과 효능을 제시하고 있다. 5개의 호흡법 중 자신에게 잘 맞는 방법을 찾아 의식적으로 실행해보면 자신의 리추얼을 조금 더 일찍 완성할 수 있을 것이다.

이때 심리학에 나오는 '조건 반사'를 응용해 볼 수 있다. 파블로프라는 심리학자가 강아지에게 먹이를 줄때마다 종을 울렸더니 나중에는 종을 울리기만 해도 강아지가 먹이를 생각하고 자신도 모르게 침을 흘렸다고 한다. 반복적으로 특정한 행동을 할 때, 또는 잊지 못할 강렬한 사건을 경험하게 되면 의식의 깊은 곳에 그것이 남아 자신도 모르게 그 기억을 끄집어내는 것이다.

실제로 사랑하는 연인과 함께 듣던 음악, 함께 걷던 거리를 다시 마주하게 될 때면 나도 모르게 그 사람이 떠오르기 마련이다. 이는 음악과 장소에 기억이 숨어있기 때문이다. 이러한 것처럼 호흡도 의식하지 못한 사이에 자연스럽게 행해져야 한다. 리추얼 요가를 할 때마다 일정한 호흡을 반복하면 나중에 아사나를 하면 자신도 모르게 그 호흡법이 반사적으로 나오도록 말이다. 아사나를 하면서 자신에게 맞는 호흡법을 의식적으로 연결시킨다면 어느 순간부터는 아사나를 할 때 몸이 '조건 반사'되어 호흡을 자연스럽게 기억할 것이다.

## 요가 호흡법 10가지

| | |
|---|---|
| **카팔바티**<br>Kapalabhati | 두개골을 정화하는 정뇌 호흡법.<br>복부 수축을 순간적으로 강하게 해 숨을 급격하게 토하는 것이 특징이다. |
| **바스트리카**<br>Bhastrika | 온몸에 열기를 가지는 풀무 호흡법이다. 카팔바티 Kapalabhati와 비슷하게 보이지만,<br>마시고 내쉬는 숨의 비율이 같고 코를 통해 숨이 들어가고 나가는 소리가 경쾌하다. |
| **수리야베다나**<br>Surya Bhedana | 태양의 기운을 받아들이는 양기 호흡법이다. 양의 기운이 들고 나가는<br>핑갈라-나디 Pingala-nadi의 처음 들어오는 통로가 되는 오른쪽 콧구멍을 막고 열어가며<br>느리고 깊게 호흡한다. |
| **나디소다나**<br>Nadi Shodhana | 기운이 통하는 나디 Nadi의 통로를 모두 정화한다. 오른쪽과 왼쪽의 콧구멍을 번갈아 막고<br>열어가며 숨을 마시고 반대쪽으로 내쉰 후 다시 내쉬었던 콧구멍으로 숨을 마시고<br>반대쪽 콧구멍을 열어 내쉬기를 반복한다. 때문에 '교대 호흡'이라고도 부른다. |
| **우자이**<br>Ujjai | 승리 호흡으로 불린다. 기운이 온몸에 팽창할 수 있도록 유도한 후 고개를 들어<br>왼쪽 콧구멍을 열고 느리게 토하는 것이 특징이다. |
| **시탈리**<br>Sitali | 냉각 호흡법으로 불리는 것으로 혀를 관처럼 둥그렇게 말아 빼내 숨을 '쉬' 소리가 나도록<br>깊게 빨아들인다. 혀를 안으로 밀어넣고 코로 길게 숨을 내쉰다. |
| **싯카리**<br>Sitkari | 윗니와 아랫니를 살짝 붙여둔 채 입을 열어 숨을 깊이 빨아들인다.<br>입을 닫고 코로 숨을 길게 내쉰다. |
| **물차**<br>Mulcha | 완전 호흡이라 부르며 가슴을 최대한 확장시켜 호흡을 수행한다.<br>늑막과 횡경막의 범위를 가장 크게 한다. 깊은 호흡으로 기운이 막힘없이 흐르도록 하는<br>명상을 위한 준비단계로 마음을 가라앉히고 육체전 순환 능력을 조정한다. |
| **브라마리**<br>Bhramari | 소리와 진동으로 외부의 상황에 의식을 뺏기지 않는 자기 집중력을 크게 하는 방법이다.<br>벌의 날개짓 소리와 비슷하게 비강을 울려 소리를 내는 긴 호흡과 내면의 울림을 통한<br>정화를 목표로 한다. |
| **플라비니**<br>Plavini | 고차원적인 요가 호흡 운기법이며, 코가 아닌 입으로 숨을 마셔 위장 가득히 채운다.<br>물 위에 뜰 정도로 깊어지는 비전의 방법이다. |

출처 : 한국사단법인 요가협회

표로 정리된 10가지 호흡법을 모두 수련할 필요는 없다. 이중 자신에게 맞는 방법을 찾으면 된다. 우선 리추얼 요가를 처음 접할 때 도움 되는 두 가지 호흡법을 소개한다.

### ① 복식 호흡

숨을 들이쉴 때 늑골을 올리며 횡격막을 내려 아랫배가 부풀어 오르도록 한 뒤 숨을 내쉬면서 배를 서서히 꺼지도록 하는 방법이다. 단순히 배를 이용해서 호흡하는 것이 아니라 복근을 이용해 횡격막을 움직여 호흡한다. 가슴과 어깨가 움직이지 않은 상태에서 복근만 움직인다고 생각하면 된다.

이 호흡법은 많은 사람들이 무의식적으로 하는 호흡법이기도 하다. 갓난아이가 호흡을 할 때 복식호흡을 한다. 숨을 들이마실 때 배가 나왔다 내쉴 때 배가 들어간다. 다만 그냥 호흡할 때는 따로 복근으로 횡격막을 움직이려는 노력을 하지 않기 때문에 숨을 깊이 들이마시고 내쉬지 않는, 말 그대로 '호흡'만 하는 경우가 많다. 복식 호흡은 의식적으로 횡격막을 움직이기 위해 복근을 사용한다. 호흡에 신경 쓰기 때문에 코어 근육이 긴장되고 자세를 바르게 펴게 된다. 정확한 복식호흡의 요령은 이렇다. 복식호흡을 반복해서 하면 부교감신경을 자극 시켜 마음의 평안함, 차분함, 안정감을 주기도 한다.

| 숨을 들이마실 때 | 늑골 확장 ⋯ 횡격막 내려감 ⋯ 흉곽(가슴과 등), 복부 확장 |
| --- | --- |
| 숨을 내쉴 때 | 늑골 수축 ⋯ 횡격막 올라감 ⋯ 흉곽, 복부 축소 |

TIP　숨을 들이마시고 내쉴 때 천천히 일정하고 균일한 속도로 호흡한다. 급하게 마시거나 내쉬는 것이 아닌 들이마신 시간만큼 내쉰다.

### ② 우자이 호흡법

요가에서는 호흡을 '프라나야마'라고 한다. 그중에 '우자이(Ujjai - 웃자이, 웃짜이, 우짜이)'는 요가에서 대표적인 호흡법으로 '승리 호흡', '완전 호흡'이라고도 불린다. 기본적으로 가슴과 폐를 충분히 팽창시켜서 공기를 채운 뒤 코로 숨을 들이마시고 다시 코로 숨을 내쉬는 호흡법이다.

공기는 코를 통해 들어오고 코를 통해 나가기 마련이다. 이때 입을 아주 미세하게 벌려 목 끝부분 성문을 통해 '하' 소리를 내도록 하며 성대를 조이는 것이 포인트! 숨을 들이쉴 때 상체 구석구석에 공기를 채우듯이 확장시키고 숨을 내쉴 때 공기를 다 비운다는 느낌으로 한다. 동시에 하복부를 조이고, 호흡이 깊어지면 '하' 소리는 점점 줄어들고 자신만의 깊은 호흡으로 진행된다.

요가에서 호흡은 심리적으로도 불편한 감정들을 차분하게 비워내는 좋은 방법이다. 편안한 호흡으로 진행하며 내 몸에 집중하고 감각에 집중하며 양쪽 폐에 호흡을 잘 채우며 호흡을 느껴보고 가슴이 위로, 숨이 밖으로 분출되며 몸이 확장되는 것을 느껴보면 좋겠다.

　리추얼 요가는 각자에 맞는 자세와 호흡법을 찾는 과정이기 때문에 처음 수련을 시작할 때 자세가 바르지 않거나 호흡이 서툴러도 괜찮다. 빨리 연습해서 더 잘하고 싶다는 목표를 가질 필요도 없다. 마음 속에서 더 잘하려는 욕구가 생기면 오히려 스트레스를 받을 수 있기 때문이다.

　천천히 조금씩 익숙해지는 것만으로도 충분하다. 자신만의 리추얼을 만들어나가는 과정이니 따로 기준을 세워서 그를 달성하려 애쓰지 않아도 된다. 자신만의 세계에 들어가려는 의지만 있으면 나머지는 하나씩 몸에 익숙해지면서 잡념을 금방 떨쳐버릴 수 있게 된다. 마음의 평화를 얻는 과정이 험난하지 않아도 된다는 뜻이다.

# 당신이 꼭 알아야 하는
# 요가 필수 단어

본격적으로 요가 수업을 들으려고 해도 낯선 단어들 때문에 내용을 제대로 이해하지 못하는 경우가 많다. '적을 알고 나를 알아야 백전백승'이라는 말이 있듯이 제대로 된 요가를 하기 위해서는 단어부터 숙지하는 것이 먼저다. 이제 막 요가에 발을 들인 초보자들을 위해 요가 필수 단어를 준비했다.

| 01 | 나디 | 에너지 순환을 돕는 통로를 말한다. 우리 신체에는 약 7만2천 개의 나디가 존재한다. |
|---|---|---|
| 02 | 만트라 | '마음'이란 뜻과 '보호하다'라는 뜻의 합성어. '성스러운 소리'라고도 한다.<br>소리와 진동을 이용하여 마음을 집중시키는 행위를 뜻한다. |
| 03 | 무드라 | 요가 자세를 취할 때 손으로 만드는 동작을 '무드라'라고 말한다.<br>수많은 무드라 동작이 존재하는데, 각각의 무드라가 상징하는 의미와 효과가 다르다. |
| 04 | 제3의 눈 | 눈썹과 눈썹 사이 미간을 요가에서는 '제3의 눈'이라고 부른다. |
| 05 | 산스크리트어 | 고대 인도에서 사용되던 언어. 불경이나 고대 인도 문학은 모두 산스크리트어로<br>기록되었으며, 요가 역시 대부분의 동작이 산스크리트어를 기원으로 하는 것들이 많다. |
| 06 | 아사나 | 요가의 모든 자세들을 일컫는다. |
| 07 | 요가 수트라 | 기원전 2세기 '파탄잘리'가 저술한 것으로 고대 요가의 근원이 되는 문헌이다. |
| 08 | 전굴 자세 | 상체를 앞으로 숙여 몸의 후면을 늘리는 요가 동작. |
| 09 | 후굴 자세 | 상체를 뒤로 젖혀 몸의 전면을 늘리는 요가 동작. |
| 10 | 정렬 | 요가에서의 정렬은 틀어진 몸의 불균형을 균형으로 맞추는 것을 뜻한다.<br>몸의 불균형을 인식하고 바른 정렬을 하며 균형을 찾는 것이 요가의 목적이다. |

| 11 | **백회혈** | 정수리 중앙에 있는 혈자리다. 물고기 자세나 토끼자세처럼 정수리를 바닥에 대는 동작에서 '백회혈'이라는 말을 쓰는데, 백가지 경락이 모여서 시작하는 부분을 의미한다. |
|----|-----------|---|
| 12 | **찬팅** | '성스러운 소리'라는 뜻으로 같은 음률을 반복하는 것을 말한다. |
| 13 | **프라나** | '생명 에너지'라는 뜻을 지니고 있다. |
| 14 | **프라나야마** | 앞서 설명한 '프라나'와 '야마'라는 말이 더해진 것으로 '호흡', 또는 '생명 에너지의 조절'이라는 뜻의 단어다. |
| 15 | **뿌라까** | 호흡에서 '들숨'을 의미한다. |
| 16 | **레짜까** | 호흡에서 '날숨'을 의미한다. |
| 17 | **꿈바까** | 호흡에서 '정지숨'을 의미한다. |
| 18 | **사히따** | 꿈바까의 일종으로 들숨 혹은 날숨이 병행된 정지숨을 의미한다. |
| 19 | **께왈라** | 꿈바까의 일종으로 들숨과 날숨을 떠난 정지숨을 '께왈라'라 칭하며, 이것이 완수되면 '라자요가'의 단계를 완성할 수 있다.<br>TIP 수련자는 '께왈라'가 완수될 때까지 '사히따'를 시행한다. |
| 20 | **반다** | '잠그다', '묶다', '조이다'라는 뜻으로 아사나를 행할 때 반드시 해야 한다. |
| 21 | **드리스티** | 요가를 할 때 바라보는 지점을 말한다. |
| 22 | **요기** | 남자 요가 수련자. |
| 23 | **요기니** | 여자 요가 수련자. |

# Part 2
# Yoga Tips For Beginners

초보자를 위한 요가 상식

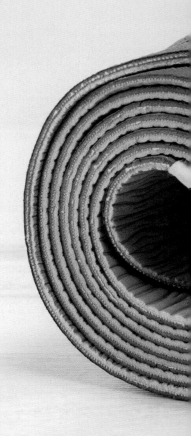

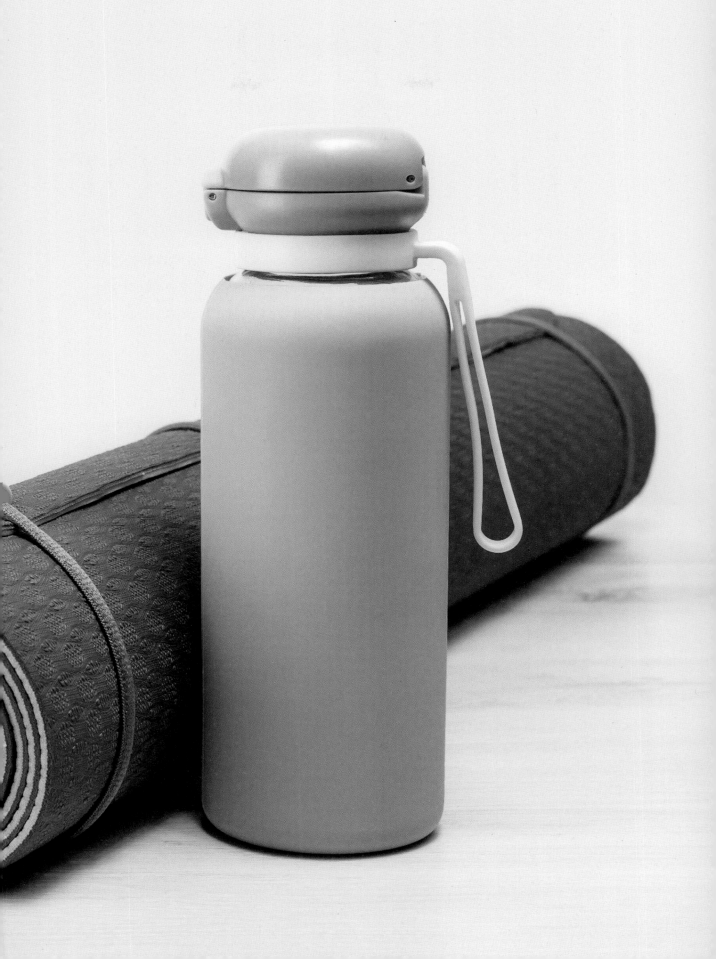

# 1
# 대표적인 요가 종목 3가지

● 리추얼 요가에 돌입하기 전에 '요가'라는 것을 먼저 제대로 배울 필요가 있다. 처음 요가를 시작하는 사람이 더욱더 쉽게 이해할 수 있도록 대부분의 요가 스튜디오에서 실제 수업하는 요가 종목 3가지를 정리해 보았다. 지금 눈에 익지 않는다 해도 부담가질 것이 전혀 없다. 요가는 머리로 이해하는 것이 아닌 정신과 몸으로 받아들이는 것이기 때문이다. 아래에 이어지는 설명은 정확한 암기가 아닌 대략적인 이해에 목표를 두면 된다.

### ① 힐링 요가

'힐링 요가'는 처음 요가를 배울 때 많이 추천하는 종목으로 주로 앉아서 하는 요가 동작들로 이루어져 있다. 앉은 자세에서 몸을 스트레칭하기 때문에 비교적 힘들지 않다는 것이 특징이다. 주로 자세 교정에 도움 되는 동작들을 수련한다.

일반적으로 힐링 요가는 기본 요가 동작들 위주로 구성되어 있다. 치유, 틀어진 몸의 교정이 목적이기 때문에 호흡을 하며 끈임 없이 자신의 몸을 관찰 한다. 경직되어 있는 근육을 부드럽게 이완시켜주는 효과가 있으며 어렵지 않게 편안하게 시행할 수 있다.

대체로 정적인 수업이라 육체는 유연하며 부드러워질 수 있고 정신적으로는 편안함과 차분함을 가져다준다. 요가를 처음 접하는 사람들에게 주로 추천하는 종목임에도 불구하고 이 또한 어렵게 느껴진다면 처음부터 너무 무리하지 말고 몸이 허락하는 정도로 할 수 있는 만큼 편안하게 조금씩 쉽게 동작을 늘려가는 것이 좋다. 일단 마음을 비우고 편안하게 요가와 친해지는 것이 무엇보다 중요하다.

### ② 아쉬탕가 빈야사 요가

먼저 '빈야사Vinyasa'는 '흐름Flow', 또는 '연결하다'라는 의미를 지니고 있다. 동작 사이의 흐름이 계속 끊이지 않고 이어질 수 있도록 하며 이른바 '태양경배자세'라고 하는 동작을 기반으로 온몸을 사용하는 것이 특징이다. 초보 수련자에게는 부담스러운 종목이기도 하다.

'아쉬탕가'는 숫자 8을 뜻하는 '아스타Asta'와 구성이라는 의미의 '안가Anga'를 합친 이름의 요가다. 요가에는 '요가 수트라'라는 경전이 있는데, 이 수트라에 보면 요가 8단계가 나온다. 바로 이 8단계 요가가 아쉬탕가 요가다. '아쉬탕가 빈야사 요가'라고도 불리는 이것은 동작에 있어 반드시 순서가 존재한다. 때문에 내가 원하는 대로, 요가 강사가 시키는 대로 하는 것이 아니라 아쉬탕가에 정해진 총 6개의 시리즈 순서에 맞춰 수련해야 한다.

그리고 아쉬탕가 요가를 수련하는 수련생이면 반드시 지켜야할 규칙이 하나 있다. 바로 '트리스타나 Tristana'가 그것이다. 숫자 3을 의미하는 '트리Tri'와 기반을 일컫는 '스타나Sthana'라는 말이 합쳐진 만큼 그 규칙은 총 3가지로 정해져 있다. 첫 번째 호흡, 두 번째 빈야사(반다), 세 번째 드리스티가 바로 그것이다. 정해진 시퀀스대로 진행하되 호흡과 반다, 드리스티가 반드시 지켜져야 아쉬탕가 요가 수련이라고 할 수 있다.

### ③ 하타 요가

'하타 요가'의 이름은 태양을 뜻하는 '하Ha'와 달을 의미하는 '타Tha'가 합쳐진 것이다. 그래서일까? 이름 그대로 태양과 달을 상징하는 양과 음, 남성과 여성, 육체와 정신의 조화를 중요하게 여긴다.

육체를 써서 호흡을 하는 모든 요가를 '하타 요가'라고 하는데, 기본적으로 서로 다른 극과 극인 에너지의 균형을 맞추어 주는 것을 목표로 수련을 하게 된다. 즉, 하타 요가는 육체와 정신의 균형을 잘 이룰 수 있게 도움을 주는 요가인 것이다.

또한 하타 요가는 산스크리트어로 '하바'라는 단어에서 기원한 것이기도 하다. '하바'란 고집을 부리거나 단단한 힘을 가하는 행동을 의미한다. 그래서 하타 요가는 부동의 자세로 한 동작을 오랜 시간 동안 깊게 유지하는 방식으로 수련한다. 한 동작에서 머무르는 시간이 길다보면 많은 생각이 떠오를 수 있고, 몸의 느끼는 감각 또한 불편할 수 있다. 하지만 그것들을 면밀히 관찰하고 끊임없이 수련하다보면 어느 순간 불필요한 감정과 생각들을 비워내며 평온과 고요함이 찾아옴과 동시에 나의 몸과 마음을 들여다볼 수 있게 된다.

# 2
## 초보자를 위한 필수 명상법 2가지

● 요가와 명상은 서로 떼려야 뗄 수 없는 관계다. 요가의 원래 목적은 신체가 아닌 정신의 수양에 있기 때문이다. 요가를 시작한다면 반드시 알아야 하는 대표적인 명상법 2가지를 정리해 보았다.

### ① 사마타 명상

'고요함Sama'과 '지키다Tha'라는 뜻을 지닌 '사마타Samatha' 명상은 머릿속에서 모든 부정적인 생각을 지울 수 있는 대표적인 명상 방법이다. 쉽게 '마음 비우기' 정도로 이해하면 된다. 명상을 함으로써 복잡했던 마음을 다 비워내면, 부정적인 생각과 함께 자신을 얽매이던 사슬들이 풀어지는 놀라운 경험을 하게 된다. 그러나 이러한 경지는 쉽게 도달할 수 있는 것이 아니다.

설명은 간략하지만 마음을 비운다는 것은 상당한 노력이 필요하다. 눈을 감으면 펼쳐지는 생각의 흐름이 나의 의지와는 상관없이 넘쳐나기 때문이다. 마음을 비워야 한다는 부담감이 오히려 나를 짓누르게 된다. 하나의 생각에 집중하거나 마음을 비워내려 해도 머릿속에서는 수많은 근심, 걱정, 불안들이 소용돌이친다. 이러한 것에서 자꾸 벗어나려고 애쓰다보면 그것들이 오히려 더 큰 생각으로 이어져서 예상치 못한 분노가 생기며 괴로워질 때도 더러 있다. 스트레스를 없애기 위한 명상인데 오히려 더욱 마음이 힘들어지게 될 수도 있는 것이다. 그러니 설령 명상이 제대로 안 된다고 하더라도 조급해질 필요 없다. 자신의 내면을 들여다보는 것은 결코 쉬운 일이 아니다. 꾸준한 수련을 통해 조금씩 마음 비우는 훈련을 한다면 언젠가 제대로 된 명상을 할 수 있을 것이다.

### ② 위빠사나 명상

'있는 그대로를 본다'는 뜻의 '위빠사나Vipassana' 명상은 머리가 복잡하여 명상을 제대로 하지 못하는 자신의 상태를 관찰하듯 명상하는 것이 특징이다. 즉, 명상을 하는 나에서 출발하여 명상을 하고 있는 나를 관찰하는 또 다른 나를 분리시킨다는 것이다. 다시 말해 '위빠사나'는 1인칭에서 3인칭으로 명상하는 나의 존재가 변화된다. '왜 집중이 안 될까?'하며 괴로워하는 나를 또 다른 나라는 존재가 지켜보는 명상 방법이다. 위빠사나 명상은 잘 한다 또는 못한다는 가치 판단으로 스스로 괴로워지는 일이 없도록 한다. 자신의 내면을 객관적으로 바라보며 점점 마음 깊은 곳까지 관찰하기 때문이다. 물론, 사마타 명상과 마찬가지로 오랜 기간의 수련이 필요하다. 당장 잘 안된다고 해서 괴로움을 느낄 것 전혀 없다.

자신을 관찰하며 그것들을 받아들이고 가만히 들여다보면 그것을 언젠가 뚫고 나가는 강한 힘이 생긴다. 빨리 빠져나가려고 발버둥을 치면 더욱 깊이 빠져들듯이 오히려 긴장을 풀고 온몸에 힘을 풀면 여유가 생기게 된다.

신체의 건강함은 요가를 수련하는 과정에서 얻어지는 중간 효과라 할 수 있다. 요가의 발원지인 인도 이외의 국가들은 이 중간 과정에 주목해서 아름다운 몸을 가꾸는 방법으로 요가를 활용하고 있다. 하지만 신체의 건강함만을 주목하며 요가의 본래 목적인 정신 수양을 놓쳐서는 안 된다.

그렇다고 신체 수양보다 정신 수양이 더 고급스럽고 고차원적인 요가라고 말하는 것은 아니다. 무엇이 옳고 그른지는 굳이 따질 필요는 없다. 각자에게 주어진 삶이 다르듯, 요가 역시 누구에게는 신체를 위한 것이고 또 다른 누구에게는 정신을 위한 것일 테니까. 다만 진정한 나를 되찾고 더 높은 경지의 정신세계를 경험하고 싶다면 신체 수련과 더불어 정신 수양도 함께 하길 권할 뿐이다.

각자의 생김새가 다르듯이 성격, 취향, 취미 또한 다를 수밖에 없다. 여기서 중요한 것은 틀린 게 아니라 다르다는 것을 인정하는 것이다. 그 다름을 인정하고 있는 그대로의 나를 바라보는 것. 스스로를 억누르던 것을 벗어 던지고 내 안의 모든 것을 비워내는 그 순간부터 '리추얼'이라고 할 수 있다.

# 3

# 꼭 알아야 하는 명상 방법

● 명상을 하는 방법은 크게 4가지로 나눌 수 있다. 앉아서 명상 하는 '좌선'과 걸으면서 명상 하는 '행선', 서서 명상하는 '주선', 누워서 명상하는 '와선'이 바로 그것이다.

### ① 좌선

앉은 자세로 명상하는 것이지만 손의 모양과 발의 모양 등 앉은 자세가 어떠해야 한다고 정해진 것은 없다. 내가 편하게 앉으면 그게 바로 올바른 좌선의 자세가 된다. 호흡은 특별히 신경 쓰지 않고 편하게 숨을 내쉬면 된다. 리추얼요가는 좌선에서 시작하여 아사나를 물 흐르듯 수행한다. 좌선을 통해 호흡을 정리하고 여러 가지 아사나를 통해 자신의 자극이 어떻게 변화하는지 관찰해본다.

처음 단계에서는 우선 호흡을 관찰한다. 숨이 들어오고 나가는 과정을 의식하는 것이다. 다른 잡생각은 하지 않고 내 호흡에 온전히 집중할 수 있으면 성공이다. 처음 명상을 수련할 때 눈을 감자마자 오늘 하루에 있었던 일들과 부정적인 감정들이 영화처럼 눈앞에 펼쳐진다. 눈앞에 펼쳐진 이미지를 없애고 호흡 과정에만 집중해야 하는데, 이것이 초보 수련자들에게 가장 어려운 과제이기도 하다.

호흡에 집중할 수 있게 되면 그 다음 단계는 관찰이다. 계속 앉아있으면 다리가 아프고 저려오기 마련이다. 이때의 자극을 관찰하는 것이 중요하다. 나의 상태를 1인칭 입장에서 판단하는 것이 아니라 3인칭으로 보는 것을 연습하는 것이다. '내가 지금 다리가 아프다'라는 것이 아닌 '지금 다리가 아픈 나를 보고 있다'라는 식으로 생각하는 것이 포인트! 이것은 앞서 설명한 '위빠사나 명상법'의 기초이기도 하다.

명상을 하는 동안 무언가를 깨달아야한다거나 무념무상의 깊은 세계로 들어가야 한다는 부담을 가질 필요는 없다. 단지 호흡을 느끼며 자신의 상태를 관찰하는 것으로 충분하다. 관찰을 계속하면서 수련하다보면 어느 순간 아주 잠깐 무아의 상태를 경험할 수 있게 된다. 이러한 순간이 금방 오지 않더라도 실망할 것 없다. 그 순간을 위해 수많은 구도자들과 참선자들이 각자의 공간에서 명상을 하고 있지만 모두가 경험하는 것은 아니기 때문이다. 일상을 명상으로 채우는 수행자라 하더라도 쉽게 닿을 수 없는 것이기 때문에 지금의 내가 명상의 깨달음을 얻지 못한다 해도 실망할 이유는 없다.

### ② 행선

실내와 실외 구분 없이 걸으면서 하는 방법이다. 산책하듯 걸으면서 하는 것도 행선이고, 실내에서 한발 한발 천천히 내딛으며 명상하는 것도 행선이다. 산책과 차이가 있다면 산책할 때는 자신의 걸음걸이에 집중하지 않지만, 행선은 자신의 걸음걸이를 관찰한다는 점이다.

좌선과 마찬가지로 정해진 방법은 없다. 다만 자신의 발걸음을 관찰할 필요는 있다. 왼발과 오른발의 움직임에 집중하면서 자신의 움직임을 관찰하라는 것이다. 다리를 움직일 때 느껴지는 감촉과 걸을 때 하는 호흡, 움직이는 동안 드는 생각, 주변에 들려오는 소리 등 모든 감각을 열어놓고 관찰하면 된다.

처음에는 귀로 느껴지는 주변의 소음과 눈에 들어오는 시각적인 것들이 자신의 움직임을 관찰하는 것을 방해하지만 수련을 거치다보면 주변의 것들이 점점 마음속에서 지워지게 된다. 행선에 익숙해지면 실내에서 뿐만 아니라 실외에서도 걸을 때 명상을 해볼 수 있다.

리추얼 요가 초보 단계에서는 매트 위를 걸으면서 명상하는 연습을 한다. 매트 위에서 앞뒤로 움직이는 짧은 시간동안 자신에게 집중하도록 노력하는 것이다. 여기서 더 익숙해지면 요가 스튜디오 안에서 행선을 진행한다. 스튜디오 주변을 천천히 돌면서 자신을 관찰하고 자신의 내면을 바라보는 과정을 경험해 본다.

## ③ 주선

제 자리에 서서 명상하는 방법이다. 서 있는 동안 발바닥에 의식을 집중하여 자신의 생각을 좁힌다는 느낌을 가지도록 한다. 발바닥이 땅에 닿는 감각들을 최대한 느껴보도록 하는 것이 포인트다.

서있는 동안 몸이 좌우로 흔들리기도 하고, 원하는 만큼 집중이 안 될 수도 있다. 이러한 상황에 대해 '왜 명상이 잘 안될까'하는 생각을 할 필요는 없다. 흔들리면 그것을 알아차리고 집중이 안 되면 그 또한 '알아차림'의 대상으로 삼는다. 초심자는 몇 분 서있는 시간이 길고 지루하게 느껴질 수 있다. 하지만 이는 누구나 그러한 것이다. 자신의 수행이 느리거나 성과가 없는 것 아닌가 걱정할 필요 없다.

수행을 반복하다보면 긴 시간을 지루하지 않게 느끼면서 주선을 할 수 있다. 리추얼 요가는 주선을 위한 몇 가지 아사나를 수행함으로써 주선에 익숙해지도록 하고 있다. 지루함에 대한 인식을 해결하기 위해 인센스, 향초 등을 이용하여 향이 지속되는 동안 주선과 아사나를 실시한다. 인센스 향이 퍼지기 시작할 때 리추얼 요가를 시작하여 인센스 향이 다 사라지면 마무리하는 식이다. 인센스마다 지속 시간이 각기 다르기 때문에 처음에는 지속 시간이 짧은 것에서 시작하여 점점 지속 시간이 길어지는 것을 사용한다.

## ④ 와선

누워서 명상하는 방법이다. 몸을 가장 편한 상태로 두는 방법이기도 하다. 몸과 마음이 최대한 이완된 상태에서 명상을 하는데, 졸음을 이기는 것이 가장 큰 숙제이기도 하다. 몸이 이완되면 몽롱해지면서 잠이 쏟아지기 때문이다. 오랜 수련 경험자들 역시 이 졸음을 이기는 것을 가장 큰 난관으로 인식하고 있다. 심지어 졸음을 '수마(睡魔-졸음마귀)'라 표현하기도 한다.

와선은 좌선, 행선, 주선까지 다 익히고 나서 수행을 해보는 것이 좋다. 리추얼 요가는 좌선으로 시작하여 아사나를 수행한 후 마무리 단계로 '사바사나(누운자세)'를 취함으로써 와선까지 수행한다. 그간의 수업 경험상, 마지막 누운 자세를 취하는 5분의 시간동안 대부분 스르륵 잠에 빠져드는 경우가 많다. 다행히도 이렇게 드는 잠은 스페인의 '시에스타'처럼 짧지만 활력을 준다.

다만 와선의 목적은 명상을 위함이기 때문에 잠이 드는 것은 바람직하지 않다. 그럼에도 휴식을 통한 건강과 잠깐 끄기의 관점에서는 오히려 잠에 빠져드는 것이 좋다고도 볼 수 있다. 잠깐 동안의 잠이 주는 평온함과 잠에서 깰 때 느껴지는 인센스의 잔향은 또 다른 즐거움이기도 하다.

# 4
# 요가 환경 만들기

● 요가를 배우는 사람은 크게 두 가지로 나눌 수 있다. 처음부터 요가 스튜디오에 등록해 배우는 사람과 피트니스 센터에서 G.X수업으로 요가를 배우다가 조금 더 전문적으로 배우고 싶어 요가 스튜디오에 등록하는 사람이 바로 그것이다. 요즘에는 여기서 하나의 경우가 더 추가되었다. 집에서 혼자 배워나가는 '홈 요가'가 등장한 것이다. 최근 동영상 플랫폼이 발달한 덕분에 스스로 요가를 배우는 것도 얼마든지 가능해졌다. 부족하다고 느끼는 부분은 요가 관련 책을 보며 채울 수도 있다.

그러나 이런 '홈 요가'에도 한계점은 분명 존재한다. 그것은 바로 주변 환경이다. 집에서 요가를 하려면 온전히 동작에 집중하기가 생각보다 꽤 어렵다. 당장 눈앞에 있는 TV와 스마트폰이 집중을 방해한다. SNS에 답글이 달리거나 메시지가 오는 알람 소리를 외면하기 힘들다. 숙련자가 되어 환경의 영향을 전혀 받지 않을 정도의 내공을 갖춘다면 이야기는 달라질 수 있지만, 그렇지 않은 경우 오감을 통제해야 온전히 요가에 집중할 수 있다. 요가 수련에 도움이 되는 적절한 환경을 조성하는 것이 무엇보다 중요한 이유다.

그렇다면 어떤 환경에서, 어떻게 해야 요가에 몰입할 수 있는 것일까? 이제 막 요가에 발을 내딛은 초심자를 위해 완벽한 요가 환경을 만들 수 있는 요소들을 소개한다.

## ‖ 조용히 집중할 수 있는 공간 ‖

요가를 할 때 넓은 공간이 필요한 것은 아니다. 요가 동작을 수월하게 해나갈 수 있는 한 평짜리 공간만 있어도 충분히 가능하다. 그렇기 때문에 요가는 거실에서도, 내 방에서도, 심지어 야외에서도 할 수 있다.

중요한 것은 바로 주변 소음! 앞서 말했듯이 요가는 신체 단련과 더불어 정신 수양도 동반한다. 명상을 할 때도, 자세를 잡고 균형을 유지할 때도 최대한 정신을 집중해야 한다는 말이다. 그렇기 때문에 요가를 할 때는 반드시 소음이 없는 조용한 장소에서 하는 것이 좋다. 온 가족이 외출한 뒤 조용해진 거실, 문을 닫으면 완전히 나만의 공간이 되는 작은 방, 바람 소리와 새 소리만 남은 한적한 공원 등 가만히 집중할 수 있는 공간을 먼저 찾아보자.

## ‖ 집중력을 높여줄 인센스 ‖

요가를 하기에 최적의 장소를 찾았다면 이제 본격적으로 환경을 조성할 차례다. 이때 필요한 것이 바로 '인센스'다. 인센스는 태워서 향을 내는 제품을 가리키는데, 특유의 향이 심신을 안정시키는 효과를 준다. 이로 인해 잠시나마 오감을 깨우고 정신을 최대한 집중하는 데 도움을 얻을 수 있다. 또한 인센스가 타는 과정에서 얇게 흘러나오는 연기가 시각적인 자극을 주어 '나는 지금 요가를 하고 있다!'라는 생각에 더욱더 빠져들 수 있도록 한다.

이러한 인센스는 크게 스틱과 콘으로 나눌 수 있다. 스틱형은 기다란 막대기 모양인 것을 말하고, 콘 제품은 원뿔의 형태를 지니고 있는 것을 뜻한다. 두 가지 모두 맨 위 끝 부분에 불을 붙여 향을 낸다. 또한, 인센스의 향은 무척이나 다양한데, 크게 꽃향기 계열과 아로마 계열로 나눌 수 있다.

처음 인센스를 구입할 때는 종류별로 조금씩 구매해 자신에게 맞는 향을 찾아가는 것이 좋다. 요가를 처음 시도하는 초보자일 경우 비교적 지속 시간이 짧은 콘형이 적당하다. 인센스의 향에 익숙하지 않으면 거부감이 들 수도 있기 때문이다.

## ‖ 공간을 더욱더 완벽하게 만들어줄 조명 ‖

요가 수련을 할 때 주변이 너무 환하면 오히려 집중에 방해된다. 그렇기 때문에 조명 세팅은 요가에 있어 상당히 중요한 부분이다. 눈앞에 보이는 각종 시각적 자극들은 최대한 피해야 한다.

가장 좋은 조명 세팅은 아무것도 없는 방에 살구빛이 도는 전구색 간접 조명만 두는 것이다. 최대한 은은하면서 시각적인 자극이 없도록 세팅하는 것이 포인트! 그중에서도 시간을 별도로 세팅할 수 있는 제품을 찾아 설치하는 것이 좋다. 일정시간 지나면 불이 꺼지기 때문에 방안의 불을 완전히 꺼놓고 정해진 시간 동안 조명만 응시하면서 정신을 집중하는 훈련을 해볼 수도 있고, 불이 켜진 동안 일종의 '불멍'을 안전하게 할 수도 있기 때문이다. 시간을 10분, 30분으로 세팅해 놓고 불이 켜져 있는 동안 자세 연습을 한다는 식으로 타이머 기능으로 활용해 볼 수도 있기에 요가를 할 때 타이머 스탠드는 집중에 많은 도움을 줄 수 있다.

인터넷 쇼핑몰에 '타이머 스탠드', '타이머 무드등'을 검색하면 조명 소품들이 나오는데, 이중 세팅 해놓은 시간이 지나면 불이 꺼지는 조명을 찾아 설치하는 것을 추천한다. 다만 조명이 꼭 필요한 것은 아니다. 아침과 낮에는 불을 끄고 따사로운 햇살을 벗삼아 요가를 하는 것도 좋다.

## ‖ 마음을 안정시키는 음향 ‖

음향, 즉 소리를 어떻게 통제할 것인가는 요가를 할 때 매우 중요한 일이다. 눈과 입은 내 의지에 의해 닫을 수 있지만 귀는 그렇지 않기 때문이다.

외부의 소음에 열려있을 수밖에 없다면, 편안한 소리로 그 자리를 대신 채워야 한다. 이때 너무 강렬한 멜로디가 있는 음악은 집중에 방해되니 금지! 보통 명상에 도움이 되는 음향은 초 단위로 반복되며 맑게 울리는 소리다. 흔히들 말하는 빗소리, 명상 음악 등이 바로 그것이다. 유튜브에 '명상 음악'을 검색하면 잔잔한 멜로디를 기반으로 한 물 흐르는 소리, 비 내리는 소리가 입혀진 영상들을 찾을 수 있다. 이러한 음향을 틀어놓고 요가를 한다면 한결 더 편안하게 동작에 집중할 수 있을 것이다. 또 음악을 굳이 틀지 않고도 자신의 숨소리, 몸짓, 고요함에 집중해보는 것도 좋은 방법이다.

## ‖ 요가에 꼭 필요한 도구 ‖

요가는 다른 운동과 다르게 도구가 크게 필요하지 않다. 동작을 하기 편한 요가복과 요가매트만 있다면 어디서든 할 수 있는 것이 바로 요가다. 하지만 그렇기 때문에 요가매트와 요가복을 고를 때 더욱더 신중해야 한다. 아직 요가에 익숙하지 않아 어떤 제품을 사야할지 몰라 방황 중인 이들을 위해 요가매트와 요가복 고르는 노하우를 담아보았다.

### ① 요가매트

요가 수련을 처음 시작할 때 요가매트는 하나만 있어도 무방하다. 여기서 조금 더 발전하면 용도에 맞는 요가매트를 고르는 것이 좋다. 예를 들어 빈야사, 아쉬탕가처럼 움직임이 많고 몸의 균형을 잡아야 하는 요가를 할 때는 고무 재질로 되어 있어 미끄러움이 없으면서 얇은 두께의 매트를 선택하는 것이 좋다. 힐링 요가, 교정 요가는 앉아서 수행하는 동작 위주로 되어 있어 비교적 두꺼운 매트가 적당하다. 수행하는 요가에 따라 요가매트의 선택 기준 역시 달라질 수 있다. 일반적인 요가매트의 기준을 알아보고, 리추얼 요가에 필요한 매트를 확인해 보도록 한다.

### 기준 1. 두께

요가매트의 두께는 6㎜를 표준으로 하고 이를 기준으로 얇은지, 두꺼운지를 판단한다. 비교적 미끄러움이 덜한 6㎜ 미만의 얇은 매트는 전문가용이다. 단, 무릎이나 관절을 바닥에 댈 때 통증이 느껴질 수 있다. 6㎜ 내외의 매트는 대부분의 요가 스튜디오에서 사용하는 범용 매트다. 가정에서도 큰 단점 없이 사용할 수 있다. 10㎜넘는 두꺼운 매트는 푹신푹신하여 관절을 바닥에 대고 하는 동작에서 통증을 줄일 수 있고, 도구를 사용할 때 층간소음을 줄일 수 있다는 장점이 있다. 하지만 반대로 푹신함 때문에 균형을 잡을 때 몸이 흔들릴 수 있다. 리추얼 요가 수행에 있어 적당한 것은 6㎜의 표준 매트를 사용하다가 어느 정도 아사나에 숙련되면 4~5㎜로 더 얇은 매트로 바꾸는 것이다.

### 기준 2. 재질

요가 매트는 PVC, NBR, TPE 소재를 가장 많이 사용한다. PVC 재질은 값이 저렴해 접근성이 좋지만, 처음 구매 시 석유 냄새가 날 수 있다는 것이 단점이다. 충격과 마찰에 취약해 사용하다보면 가루가 떨어지기도 한다. 또한, 수명이 짧기 때문에 요가매트로는 적당하지 않다.

NBR 재질은 PVC보다 푹신하면서 냄새가 덜하다는 장점이 있다. 하지만 바닥과의 밀착이 덜하고, 동작 수행할 때 미끄러운 느낌이 드는 경우가 많다. TPE(또는 TPR)소재는 PVC, NBR의 단점을 개선한 소재로서 복원력이 좋고 충격 흡수가 잘 된다. 최근 판매되는 요가매트는 대부분 이 TPE 소재를 사용하고 있다. 다른 소재에 비해 값이 더 비싸다는 것이 유일한 단점! 기타 PER, 코르크 소재 등이 있으나 대중적이지는 않다.

### 기준 3. 사이즈

요가 스튜디오에서 주로 사용하는 매트는 60㎝×180㎝ 내외의 사이즈다. 가로, 세로에서 몇 ㎝ 정도 차이 나는 것은 일반적 요가 및 리추얼 요가 수행에 있어 전혀 문제되지 않는다. 어떤 제품들은 폭이 60㎝가 아닌 1m 정도의 와이드 버전으로 나오기도 하는데, 개인마다 취향의 문제일 뿐 따로 규격이 정해져 있지는 않다.

### 기준 4. 색상 및 패턴

요가매트는 일반적으로 단색, 무채색 위주로 되어 있다. 일부 디자인을 강조하는 매트는 화려한 패턴이나 색상이 있는 경우가 있기도 한데, 권장하지는 않는다. 요가를 할 때 고도의 집중이 필요한데, 요가의 색상이나 패턴 등에 의해 방해받을 수 있기 때문이다.

## ② 요가복

리추얼 요가를 위한 요가복은 굳이 예쁘거나 몸매를 강조한 것을 고를 필요없다. 내가 입고 수련하기에 편하기만 하면 된다. 일반적으로 '요가복'이라고 하면 하체를 자연스럽게 감싸주는 레깅스와 반팔 티셔츠를 떠올리기 마련이다. 특히 레깅스의 경우 요가를 할 때 필수 의상이라고 생각할 수 있는데, 아무래도 몸의 라인을 그대로 드러내는 만큼 동작을 취할 때 더 확실하게 체크할 수 있기 때문이다. 다만 너무 타이트한 레깅스는 오히려 호흡에 방해될 수도 있고, 근육을 조이는 느낌이나 튀어나온 살들 때문에 신경 쓰여서 명상을 방해할 수도 있으니 주의한다. 일반적으로 나에게 가장 편한 옷이 가장 좋은 요가복이다. 따라서 요가복을 고를 때 내가 편하게 입을 수 있는 것을 골라보면 좋다.

요가복의 대표적인 브랜드를 보면 안다르, 뮬라웨어, 오즈이즈 그리고 요가복 업계의 샤넬이라는 룰루레몬 등이 있다. 안다르는 피트니스와 일상 생활복으로 인기 있고, 뮬라웨어는 요가 강사들이 선호하는 브랜드로 유명하다. 오즈이즈는 요가복에서 타이트함을 줄이고 편한 기능성을 고려한 디자인 위주이기 때문에 처음 리추얼 요가를 시작할 때 선택하면 좋다. 룰루레몬은 인체공학을 기반으로 피부에 가장 자극이 적은 소재를 개발하여 요가복에 응용하고 있다.

하지만 위와 같은 브랜드 옷을 꼭 입어야 한다는 건 아니다. 요가 스튜디오에 모여서 수련을 할 때, 더 예쁘게 자세가 나온다거나 더 힘든 자세를 소화할 수 있다고 해서 그 수련자가 다른 사람보다 뛰어나다고 볼 수 없다. 요가복에 대해서도 마찬가지다. 스튜디오에서 누가 더 예쁜 레깅스를 입는지, 더 화려한 요가복을 입는지는 중요하지 않다. 요가는 오로지 '나'에게만 모든 정신을 집중해야 하기 때문이다. 내가 입었을 때 편한 옷이 나에게 가장 좋은 요가복이다. 남이 볼 때 색깔이 예쁘거나 몸매를 예뻐 보이게 하는 옷을 입을 필요 없다는 뜻이다.

# 차크라: 7개의 에너지 바퀴

'차크라'는 '원반' 또는 '바퀴'라는 뜻을 가진 단어로서 기와 에너지를 가리킨다. 물리적 힘이 아닌 보이지 않는 에너지의 형태를 의미한다. 일반적으로 차크라는 몸과 마음, 정신이 연결되어 있는 지점이라고 본다. 요가에서는 사람의 몸에 100개가 넘는 차크라가 있다고 여긴다. 이중 잘 알려진 차크라는 '수슘나 나디(척추)'에 위치한 7개로 구분된다. 차크라의 관점에서 보면 사람의 몸은 물리적인 형태가 아닌 에너지가 모이는 거점이 되고 7개의 차크라는 7개의 에너지 센터가 된다. 이러한 7개의 차크라는 무지개처럼 7개의 색으로 표현되기도 한다. 아래에 차크라의 위치와 특징을 간략하게 정리해보았다. 굳이 암기할 필요는 없지만, 이런 지점에 차크라가 모인다는 것만 이해하면 된다.

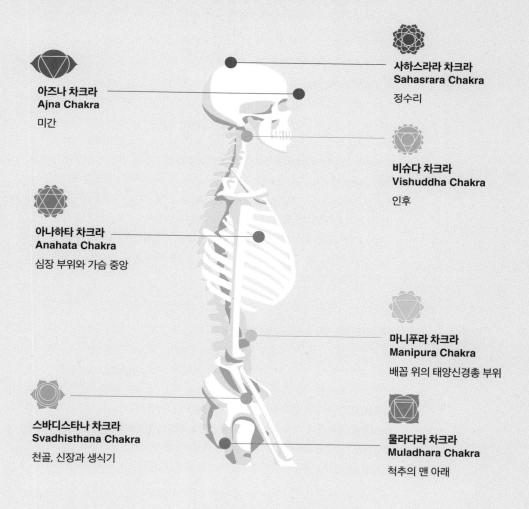

**아즈나 차크라**
**Ajna Chakra**

미간

**아나하타 차크라**
**Anahata Chakra**

심장 부위와 가슴 중앙

**스바디스타나 차크라**
**Svadhisthana Chakra**

천골, 신장과 생식기

**사하스라라 차크라**
**Sahasrara Chakra**

정수리

**비슈다 차크라**
**Vishuddha Chakra**

인후

**마니푸라 차크라**
**Manipura Chakra**

배꼽 위의 태양신경총 부위

**물라다라 차크라**
**Muladhara Chakra**

척추의 맨 아래

### 01 물라다라 차크라 Muladhara Chakra

의미 | '기초', '근본'  위치 | 항문과 성기 사이의 척추 근간
상징 | 땅, 흙  특징 | 회음, 난소, 생식선에 영향을 주고 탄생과 관련되어 있다.

보통 '쿤달리니'로 알려져 있는 거대한 잠재 에너지의 자리로 척추 맨 아래 끝에 있다. 영어로는 '루트 차크라Root Chakra'라고 하며, '근본 차크라'라고도 부른다. 척추 맨 아래 미저골尾底骨의 바로 밑에 위치하며 우주의 근원적인 에너지이자 생명력의 근원인 쿤다리니Kundalini가 내재해 있다.

### 02 스바디스타나 차크라 Svadhisthana Chakra

의미 | 자애의 거주지  위치 | 하복부 신경총, 단전
상징 | 물  특징 | 부신, 췌장에 영향을 주고 육체를 키우며 창조 에너지

산스크리트어로 '스바Sva'는 '자기 자신', '아디스타Adhistha'는 '거주처'란 뜻이다. 이 둘을 합치면 '자기 자신의 자리'라는 의미를 지닌다. 스바디스타나는 생식 기관과 배뇨 기관에 해당되는데, 생리적으로 남성의 전립 신경총과 여성의 자궁, 비뇨 신경총과 연관되어 있다. 위치는 척추 끝, 미저골 부분이다. 스바디스타나에 모인 에너지가 부족하면, 만성요통, 좌골신경통, 남녀생식기 문제, 골반과 요통, 성적인 힘, 소변 이상, 성교불능, 불임증, 전립선확장, 여러 가지 성적인 문제가 발생한다.

### 03 마니푸라 차크라 Manipura Chakra

의미 | 보석의 도시  위치 | 태양신경총, 배꼽 바로 위
상징 | 불  특징 | 부신, 췌장, 비장, 간장, 위에 영향을 주고 육체적 건강의 완성

몸의 동력 중심지이자 소화의 불이 있는 곳으로 배꼽 바로 위에 있다. 산스크리트어로 보석을 뜻하는 '마니Mani'와 도시를 뜻하는 '푸라Pura'로 이루어져 '보석으로 된 연꽃'이라는 뜻을 가진다. 영적 안목이 습득되어 편견, 열등감, 선입견이 사라진다. 말 그대로 자기 자신을 보석처럼 여기게 되는 차크라가 된다. 마니푸라에 이상이 있으면 관절염, 위나 십이지장 궤양, 결장이나 장의 이상, 췌장염 또는 당뇨, 소화불량, 식욕부진, 항진, 간 기능 이상, 간염, 부신 기능 장애, 변비, 설사, 음식의 영양분 흡수 불능, 충수염, 장 질환, 출산의 곤란, 저활력 등의 증세를 보이게 된다.

### 04 아나하타 차크라 Anahata Chakra

의미 | 늙지 않음, 건강함  위치 | 심장(가슴 중앙)
상징 | 공기  특징 | 심장, 폐, 장에 영향을 주고 양심, 인간적인 성품의 발현

마음을 계발하는데 도움이 되고 심장에 위치해 있다. '아나하타Anahata'란 '끊어지지 않는 상태'를 의미한다. 자유 의식이 성립되고 예술적인 능력이 활발해지는 감정적 성향이 발달하게 된다. 아나하타에 이상이 있으면 충혈성 심장기능부진, 심근경색, 승모관탈수, 심전도이상, 천식, 알레르기, 폐암, 기관지 천식, 흉추, 유방암 등의 위험이 있다.

**05  비슈다 차크라 Vishuddha Chakra**

의미 | 순수                위치 | 경동맥 신경총, 목, 인후
상징 | 소리                특징 | 갑상선, 부 갑상선, 타액선에 영향을 주고 내적인 힘과 외적인 힘의 관문

소통의 에너지적 중심으로 소통 능력과 관련되어 있고 인후에 위치해 있다. '비슈다 Vishuddha'는 열린 마음을 나타내며 삶을 보다 큰 이해로 인도하는 경험을 제공한다. 이상이 있는 경우 불임, 뻐근한 목, 목 디스크, 기관지염, 인후염, 목소리 손실, 천식, 만성적인 인후 통, 구강염, 잇몸이상, 입의 궤양, 하악골 관절이상, 척추만곡, 후두염, 내분비선 부기, 갑상선 이상의 증세를 보인다.

**06  아즈나 차크라 Ajna Chakra**

의미 | 권위, 명령, 무한한 힘        위치 | 골수 신경총, 인당, 미간
상징 | 시간, 빛                特징 | 뇌하수체에 영향을 주며 신성의 자각, 두 번째 탄생

감각, 영감, 상상력의 자리로 이해력과 지혜에 도움을 주며 이마 중앙에 있다. 직관의 눈이 떠지고 진리를 터득하게 되며 지혜의 눈이 떠져 경전에 통달해진다. 변덕이 사라지고 정묘한 지성을 습득한다. '아즈나 차크라'는 '제3의 눈'이라고 부르며 미간에 있고 명상에 의하여 도달할 수 있는 갖가지의 정신집중 상태를 지배한다. 인도 사람들이 미간에 붉은 점을 장식하는 것을 '빈디 Bindi'라고 하는데 지혜를 나타내는 점을 상징한다. 이는 방울, 점을 뜻하는 산스크리트어 '빈두 Bindu'에서 유래되었다.

**07  사하스라라 차크라 Sahasrara Chakra**

의미 | 천 개의 꽃잎            위치 | 대뇌 신경총, 백회, 정수리
상징 | 공간                特징 | 자아의 완성

스스로를 제한하는 한계를 넘어 나아가기 위한 영감을 받는 곳으로 정수리에 있다. 사하스라라 차크라가 열리면 우주의 기氣, 하늘의 기를 받아들일 수 있다고 하고, 삼매경에 들게 되어 진리를 터득하고 참자아를 알게 되며 전체 의식으로 녹아들 수 있다고 한다.

# Part 3
# Bandha & Drishti

반다 & 드리스티

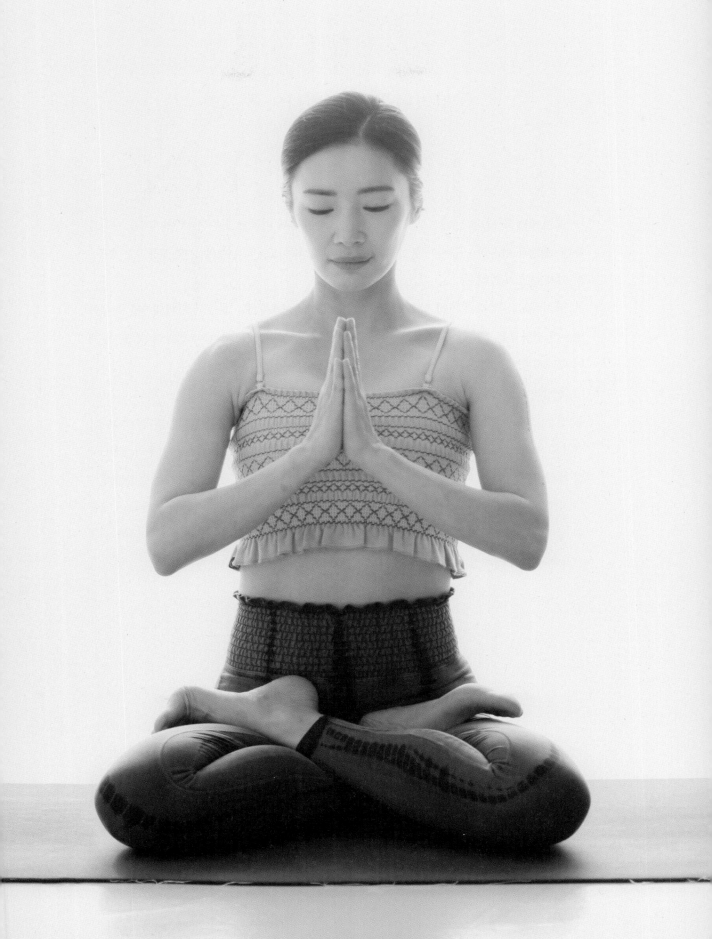

# 1
# 쿤달리니를 위한 반다와 무드라

● 요가에는 '쿤달리니 *Kundalini*'라는 것이 있다. 척추에 머물고 있는 잠재 에너지를 가리키는데, 생명과 영혼의 근원이라 볼 수 있다. 심리학의 '리비도 *Libido*(무의식적인 본능 또는 충동)'와 크게 다르지 않다.

요가에서는 척추에 자리 잡은 쿤달리니를 깨워서 순환시키는 과정이 원활해야만 육체와 영혼의 건강함을 유지할 수 있다고 본다. 우리 몸의 혈액이 잘 순환되어야 건강할 수 있듯, 에너지 역시 막힘없이 온 몸을 돌 수 있어야 한다는 것이라 이해할 수 있다.

쿤달리니(에너지)를 순환시키기 위해 알아야 할 것이 '반다'와 '무드라'다. '반다 *Bandha*'는 산스크리트어로 '잠그다', '붙들다'라는 뜻을 가지고 있다. 반다는 우리 몸의 쿤달리니가 밖으로 새거나 엉뚱한 곳으로 흐르지 않도록 잠그는 것을 가리킨다. 예를 들어 우리 몸이 구멍 뚫린 그릇이라 할 때 반다는 그 구멍을 막거나 필요한 곳의 구멍을 유지시키는 방법이다.

반대로 '무드라 *Nudra*'는 '봉인하다'라는 뜻으로서 필요한 곳에 보내진 쿤달리니가 머물 수 있도록하는 손의 제스쳐를 가리킨다. 명상할 때 검지와 엄지를 동그랗게 붙이고 나머지 세 손가락은 펴는 자세인 '갼 무드라 *Gyan mudra*'가 대표적인 무드라이다.

# 2
## 다양한 반다의 종류

● 전통적인 요가에서는 반다 역시 무드라의 일종으로 보기도 한다. 리추얼 요가에서는 초급 단계의 명상을 위해서는 반다를 통해 에너지를 흐르게 하고 무드라를 통해 에너지가 머물도록 해야 한다고 본다. 나중에 명상에 익숙해지면 어느 순간 반다와 무드라가 함께 몸에서 이루어지게 된다. 처음 시작 단계에서는 구분지어서 하나씩 수련해보는 것을 권한다.

### ‖ 물라 반다 Mula Bandha ‖

물라 반다는 영어로 'Root lock'이라고도 부른다. '물라 *Mula*'는 생명의 근본, 뿌리 *Root*를 의미하며, 쿤달리니의 원천인 척추의 근본에 에너지가 모이도록 한다. 이러한 물라 반다는 항문과 회음부(남성인 경우 음낭) 사이에 있다. 소변을 참듯 물라 반다를 수축시켜 에너지를 물라 반다에 멈추도록 하는 것이 포인트! 물라 반다를 하는 순서는 3단계로 나뉜다.

**Mula Bandha (Root lock)**

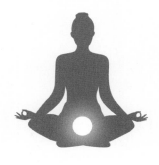

STEP 1 | 앉아서 눈을 감고 온몸을 이완시킨다.

STEP 2 | 숨을 깊이 들이 마신 후 그 상태에서 멈추고 회음부 주위를 수축시킨다.

STEP 3 | 회음부를 위로 들어 올린다는 느낌으로 가능한 한 오랫동안 수축시킨 상태로 머문다.

물라 반다에 익숙해지면 1초에 한 번씩 물라 반다를 시행하고 푸는 것이 가능해지고 더 익숙해지면 육체적인 수련 없이 생각만으로도 몸 안의 쿤달리니를 찾을 수 있게 된다.

## ‖ 우디야나 반다 Uddiyana Bandha ‖

'끌어올리다'라는 뜻을 지닌 우디야나는 복부 쪽까지 에너지를 끌어올리는 것이 특징이다. 복부를 강하게 밀면서 배꼽 위쪽으로 호흡해야 한다. 우디야나의 순서는 총 4단계로 구분된다.

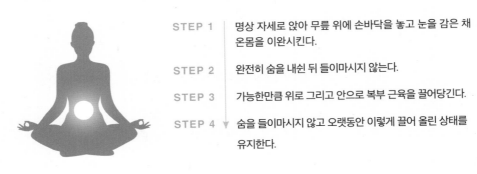

**Uddiyana Bandha (Stomach Lock)**

STEP 1 | 명상 자세로 앉아 무릎 위에 손바닥을 놓고 눈을 감은 채 온몸을 이완시킨다.

STEP 2 | 완전히 숨을 내쉰 뒤 들이마시지 않는다.

STEP 3 | 가능한만큼 위로 그리고 안으로 복부 근육을 끌어당긴다.

STEP 4 | 숨을 들이마시지 않고 오랫동안 이렇게 끌어 올린 상태를 유지한다.

처음 수련 단계에서는 복부의 근육을 끌어올리는 것에 집중해야 한다. 익숙해지면 아래에 설명할 '잘란다라 반다(목 조이기)'까지 함께 수행할 수 있게 된다.

## ‖ 잘란다라 반다 Jalandhara Bandha ‖

잘란다라 반다는 일명 '목 조이기 *Throat lock*'라고도 한다. 목과 목구멍을 수축시켜 에너지의 손실을 막음으로써 에너지가 목에 머물 수 있도록 하는 호흡법이다. 처음 수련 단계에서는 목구멍을 수축하고 턱을 가슴에 댄다. 자세한 동작의 순서는 이렇다.

**Jalandhara Bandha (Throat lock)**

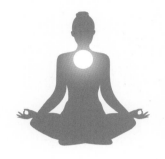

STEP 1 | 눈을 감은 채 온몸을 이완시킨다.

STEP 2 | 숨을 깊이 들이 마신 후 호흡을 멈추고 머리를 앞으로 숙여서 가슴(특히 흉골)에 턱을 대고 단단히 압박한다.

STEP 3 | 어깨를 앞으로 들어 올리며 팔을 일직선으로 펴고 고정시킨다.

STEP 4 | 가능한 한 오랫동안 호흡을 멈춘 후 천천히 어깨, 팔을 풀고 고개를 들며 숨을 내쉰다.

## ‖ 마하 반다 Maha Bandha ‖

마하는 '위대한'이라는 뜻을 가지고 있다. 마하 반다는 특별히 다른 종류의 반다가 아닌 앞서 소개된 3개의 반다를 하나로 결합시키는 호흡 수련법을 가리킨다.

마하 반다의 순서는 우선 물라 반다*Root lock*를 통해 쿤달리니(에너지)를 잠그고 호흡을 다 비워낸 뒤 우디야나 반다*Stomach lock*를 시행하고 잘란다라 반다*Throat lock*을 이어서 한다. 각각의 반다들이 익숙해지고 난 후 시도해 보기를 권한다. 처음 마하 반다를 할 때는 어지러움을 느낄 수 있으나 익숙해지면 정신이 맑아지는 것을 경험하게 된다.

# 3
# 쿤달리니를 머무르게 하는 무드라

● 무드라는 호흡과 명상 과정에서 손가락을 통해 쿤달리니를 몸 안에 머물도록 하는 제스처를 가리킨다. 5개의 손가락은 각각 다른 영역들을 상징한다. 엄지는 우주, 검지는 공기, 중지는 불, 약지는 물 그리고 땅을 의미하는 새끼손가락으로 구분된다. 그림으로 정리하면 다음과 같다.

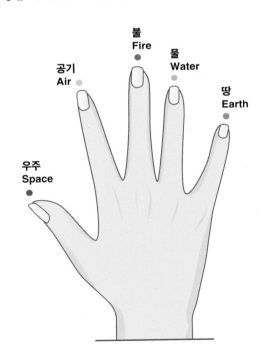

### ① 즈나나 무드라Jnana Mudra & 걈 무드라Gyan Mudra

손가락 : Space + Air

제일 먼저 소개할 '즈나나 무드라'와 '걈 무드라'는 이른바 지혜의 무드라다. 명상과 호흡 시간에 일반적으로 가장 많이 사용할 정도로 기본이 되는 무드라이며 가장 잘 알려진 무드라이기도 하다. 검지의 끝부분과 엄지의 끝부분을 연결하고 나머지 세 손가락은 펼치는 것이 특징! 집중력과 기억력을 높이는데 도움이 된다고 알려져 있다.

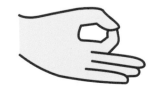

### ② 친 무드라 Cin-mudra

손가락 : Space + Air

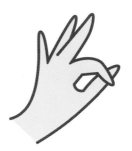

'친 무드라'에서 '친'은 '의식'을 의미한다. 고로 친 무드라는 의식의 무드라이고 집중의 무드라다. '갼 무드라'와 손 모양은 동일하지만 손가락이 향하는 방향이 다르다. 또한 손바닥이 아래를 향한다.

### ③ 디야나 무드라 Dhyana Mudra

손가락 : Space + Air + Water + Earth

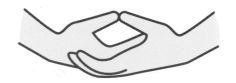

5개의 모든 영역이 합쳐진 무드라이며 깊은 사색과 집중의 상태로 들어갈 수 있도록 돕는다. 차분함과 마음의 평화를 얻을 때도 많이 사용된다. 손바닥을 위로 향하게 하고 왼쪽 손바닥 위에 오른쪽 손바닥을 올리도록 한다.

내 안에 있는 쿤달리니(에너지)를 필요한 곳에 보내고 머무르도록 하는 호흡법인 반다와 손가락 제스쳐인 무드라임을 알게 되었을 것이다. 리추얼 요가에서도 반다와 무드라를 통해 더 깊이 자신의 내면과 에너지를 발견할 수 있도록 하는 것에 집중한다.

반다와 무드라는 자신의 내면을 발견하기 위한 도구일 뿐이라는 점을 기억해야 한다. 결국 내가 리추얼 요가를 통해 얻고자 하는 것은 나를 깊이 들여다보며 참다운 나의 모습을 발견하는 것이기 때문이다.

반다와 무드라가 잘 안된다고 해도 실망할 이유는 없다. 요가 자세를 계속 취하다보면 어느 순간 자연스럽게 반다와 무드라는 체득될 수 있기 때문에 조금 늦어져도 상관없다. 멈추지 않고 계속 수련하다보면 나에게 맞는 호흡법을 찾을 수 있을 것이다.

# 프라나와 나디

요가를 배우기로 마음 먹었다면 '프라나'와 '나디'에 대해서도 꼭 알고 있어야 한다. 이제 막 요가에 발을 들인 초심자들을 위해 프라나와 나디의 개념을 간단하게 정리해 보았다.

### 프라나 : 5가지 우주 에너지

요가에서는 우주가 에너지로 가득 차 있다고 생각한다. 이 에너지 중에서 바람과 같은 성질을 가지는 에너지를 '프라나 *Prana*'라고 하는데 동양에서 '기氣'와 비슷하다. 프라나는 물질 안에 있지만 물질은 아니며, 공기 안에 있지만 산소는 아니다. 프라나는 공기, 물, 음식, 태양, 물질 안에 존재하는 섬세하고 미묘한 힘이며 모든 형태에 생동감을 불어 넣는다. 다시 말하자면 프라나는 인간의 육체와 영체를 연결하는 고리이고 음과 양의 기를 가지고 있다.

프라나는 인체 내에서 그 위치와 성질에 따라서 프라나 바유, 비야나 바유, 사마나 바유, 아파나 바유, 우다나 바유 이렇게 5가지로 구분할 수 있다. 참고로 '바유 *Vayu*'는 '바람, 흐름'이라는 뜻이다.

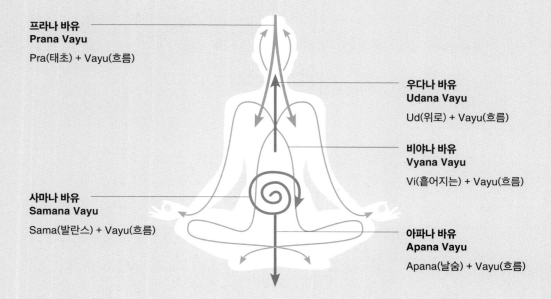

프라나 바유
**Prana Vayu**
Pra(태초) + Vayu(흐름)

우다나 바유
**Udana Vayu**
Ud(위로) + Vayu(흐름)

비야나 바유
**Vyana Vayu**
Vi(흩어지는) + Vayu(흐름)

사마나 바유
**Samana Vayu**
Sama(발란스) + Vayu(흐름)

아파나 바유
**Apana Vayu**
Apana(날숨) + Vayu(흐름)

### 01 우다나 바유 Udana Vayu

Ud(위로) + Vayu(흐름)

위쪽으로 흐르는 공기와 에너지를 가리킨다. 위치는 가슴과 목의 중앙이며 날숨을 관장한다. 요가를 통해 완전한 발전이 이루어지면 다양한 정신적 능력을 발현시킨다. 우다나 바유는 위로 향하는 움직임을 가지고 있으며 호흡을 밖으로 향하게 한다. 에너지의 출력과 관계있다고 이해하면 된다.

### 02 프라나 바유 Prana Vayu

Pra(태초) + Vayu(흐름)

최초의 공기라는 뜻을 가지고 있으며 머리와 뇌에 위치한다. 흡수하는 것과 연관 있으며 들숨, 삼킴을 관장한다. 프라나 바유를 발전시키면 영감과 삶의 긍정적인 영성을 높일 수 있으며 나의 본 모습과 연결될 수 있다. 프라나 바유는 몸 안으로 향하는 움직임을 가지고 있다. 우다나 바유가 출력이라면 프라나 바유는 입력이라고 볼 수 있다.

### 03 비야나 바유 Vyana Vayu

Vi(흩어지는) + Vayu(흐름)

공기의 확산을 가리킨다. 비야나 바유의 위치는 심장이며 온 몸의 구석구석까지 에너지가 가도록 한다. 비야나는 밖으로 팽창하는 움직임을 가진다.

### 04 사마나 바유 Samana Vayu

Sama(발란스) + Vayu(흐름)

소화계와 관련된 에너지로서 장기를 비롯한 소화 기능을 관장한다. 소장에 위치하며 비야나 바유가 밖으로 팽창하는 성질을 가진 반면 , 사마나 바유는 안으로 수축하는 성질을 가진다.

### 05 아파나 바유 Apana Vayu

Apana(날숨) + Vayu(흐름)

아래로 향하는 움직임을 가진 공기다. 대장 속에 위치하며 밖으로 배출하는 것을 관장하는 에너지다. 배변 활동, 월경, 분만, 성교와 관련 있다.

내 몸에 들어오는 에너지는 프라나, 몸 안에서는 확장의 비야나, 수축의 사마나가 밸런스를 이루고 에너지의 배출은 아파나에서 이루어진다. 리추얼 요가에서는 이러한 5가지의 바유가 조화를 이룰 수 있도록 시퀀스를 연결한다. 쿤달리니가 아직 깨어나지 않은 생명 에너지인 것처럼 프라나 역시 존재하기는 하지만 자각을 못하는 에너지라 할 수 있다. 리추얼 요가는 수련을 통해 쿤달리니와 프라나의 움직임을 인식해볼 수 있는 단계를 목표로 한다. 내면을 깊이 들여다보면서 신체에 연결된 에너지의 흐름까지 자각할 수 있는 것이 최종 목표라 할 수 있다.

## 나디 : 7만 2천 개의 경락

'나디*Nadi*'는 산스크리트어(nad:이동)에서 비롯되었으며 몸속에서 우주, 생명, 생식의 에너지가 흐르는 길을 의미한다. 한의학의 경락과 비슷하다고 보면 된다. 인간의 몸에는 7만 2천 개의 움직이는 길이 있다고 여겨진다. 에너지인 프라나가 통로인 나디를 통해 움직이면서 우리 몸에 에너지를 전달한다. 이 에너지는 육체의 강함은 물론이고 감각과 지성 같은 의식에너지까지 포함한다. 요가 수련을 위한 나디 중에서 가장 중요한 것은 3개로서 수슘나(척추) 나디, 이다(달 에너지, 인체의 왼쪽) 나디, 핑갈라(태양에너지, 인체의 오른쪽) 나디라고 할 수 있다.

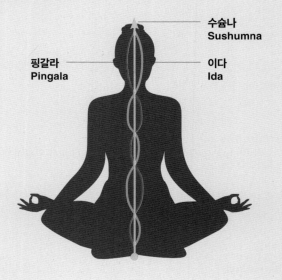

핑갈라
Pingala

수슘나
Sushumna

이다
Ida

01    **수슘나 나디 Sushumna Nadi**

Sushumna(척추) + Nadi(통로)

인체의 중심에 위치하며 척추관 안쪽을 통과하는 통로다. 모든 나디의 중심이며 모든 에너지의 연결점이기도 하다. 프라나를 척추 가장 아래쪽에서 머리의 정수리까지 흐르게 하는 통로이며, 우리 몸의 양쪽이 균형을 이루면 더욱 활성화된다. 수슘나 나디가 열리면 명상이 용이해지고 무아상태인 사마타에까지 도달할 수 있다. 대체로 새벽이나 해질녘에 더욱 잘 열리기 때문에 이때 요가 수행을 하면 좋다.

## 02 이다 나디 Ida Nadi

Ida(편함) + Nadi(통로)

이다 나디는 몸의 왼쪽을 관장한다. 왼쪽 콧구멍에서 시작하는 통로이며 몸 안에서 왼쪽과 오른쪽을 교차하는 흐름을 가진다. 이다 나디를 통해 몸을 정화하고 안정을 얻을 수 있다. 이다 나디는 몸의 왼쪽을 관장하며 습하고 차가운 성질이 있어 달로 상징되는 여성적 에너지이기도 하다. 대부분의 호흡 수련은 왼쪽부터 시작한다. 이것은 이다 나디를 자극시켜서 체내의 정화가 이루어지고, 차분함과 안정을 얻게 하고 명상을 용이하게 해준다. 왼쪽 콧구멍이 오른쪽 콧구멍보다 더 많이 열리면, 음의 기운을 가진 이다 나디가 자극되므로 몸 상태가 차분하고 정적이게 된다. 감성이 발달하여 예술적인 성향을 갖고 에너지가 약해지고 침착해지며 몸이 찬 것이 특징이다.

## 03 핑갈라 나디 Pingala Nadi

Pingala(황갈색) + Nadi(통로)

핑갈라 나디는 오른쪽 통로로 중추의 최하단에서 오른쪽 콧구멍으로 연결되어있다. 몸 안에서 왼쪽과 오른쪽을 번갈아 지나가는 성질을 가진다. 해로 상징되며 남성적 에너지를 가진다. 육체를 더욱 역동적으로 만들어주며, 생명력과 남성적 힘을 얻게 하고 이성적 두뇌와 연결된다. 뜨거우며 건조한 성질을 가지고 있으며 몸의 오른쪽을 관할하고, 오른쪽 콧구멍이 왼쪽 콧구멍보다 더 많이 열리면, 양의 기운을 가진 핑갈라 나디가 자극되므로 몸 상태가 동적이 되어 활동성이 증가하게 된다. 또 이성이 발달하여 논리적인 성향을 갖고, 성격은 활동적이고 활달해지며 몸에 열이 많아진다.

요가는 프라나와 나디를 수련하여 신체와 정신의 에너지가 몸 안에서 원활하게 흐를 수 있도록 하는 과정이기도 하다. 리추얼 요가에서는 깊은 명상을 위한 과정으로 활용해 볼 수 있다. 다만, 프라나, 나디의 종류를 암기하거나 이를 깨닫기 위해 조급한 마음을 가지는 것은 오히려 수련에 방해가 될 수있으니 주의한다. 요가 자세도, 호흡법과 명상법도 자신이 가능하고 닿을 수 있는 만큼만 수련하면 된다.

리추얼 요가를 비롯한 모든 요가는 단기간에 성과를 얻고자 하는 것이 아니라 긴 수련 기간을 거쳐 천천히 완성해 가는 도구라고 할 수 있다. 도구를 잘 연마하여 조금씩 자신의 목표를 이루어가는 것으로 충분하기 때문에 전혀 조급한 마음 가질 필요 없다.

# Part 4
# Basic Ritual Asana

베이직 리추얼 아사나

요가를 처음 시작한 사람이라면 '베이직 리추얼 아사나'를 반드시 숙지해야 한다.
요가의 기본적인 동작들로 구성되어 있고, 단계별로 접근할 수 있어 무리하지 않고
차근차근 리추얼 요가를 배울 수 있어 좋다. 특히, 데일리 요가로 하면 좋은 동작들이 많아
'베이직 리추얼 아사나'만 매일 하더라도 유연성은 물론 몸과 마음의 근육을 키울 수 있다.

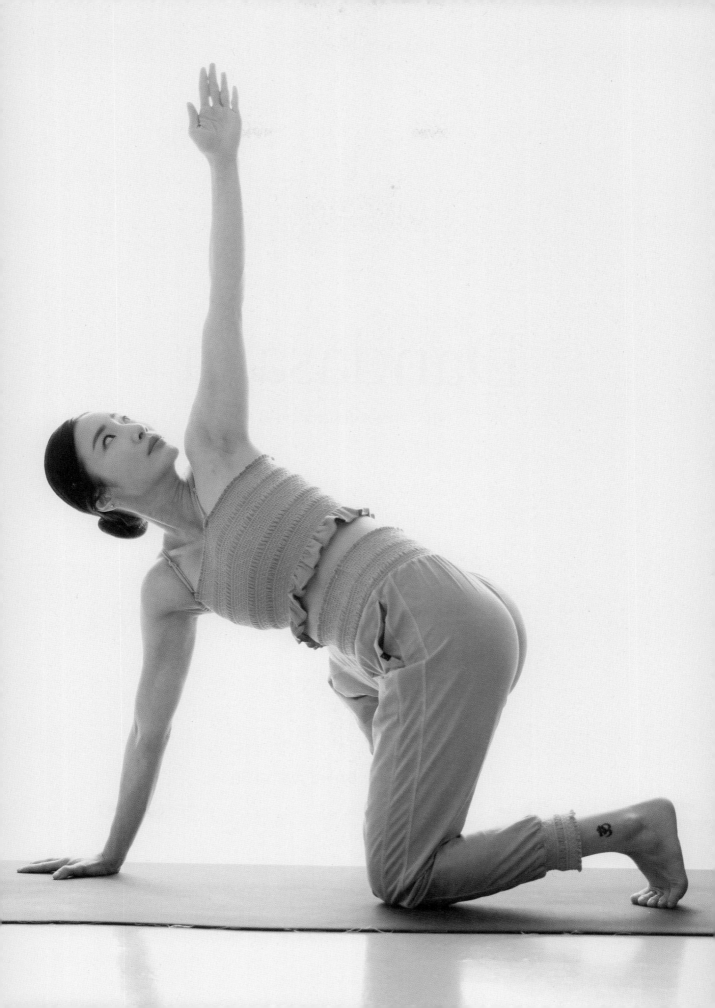

# 1
## 앉은 자세

# Dandasana

**01 • 단다아사나(막대기 자세)**

'막대기 자세'라고도 불리는 '단다아사나'는
앉은 자세에서 가장 기본이 되는 자세다.
닫힌 어깨를 열어주고 굽은 등을 펴주며,
척추의 바른 정렬을 돕고 다리 후면을 이완시켜준다.

**난이도 ★☆☆☆☆  유지 시간 30초, 3회 반복**

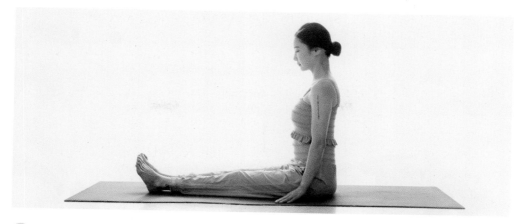

01  두 다리를 앞으로 쭉 뻗은 상태에서 척추를 펴고 바르게 앉는다. 양손은 손가락을 모아 엉덩이 옆에 두고 발끝을 몸 쪽으로 당겨준 뒤 가슴을 연다.

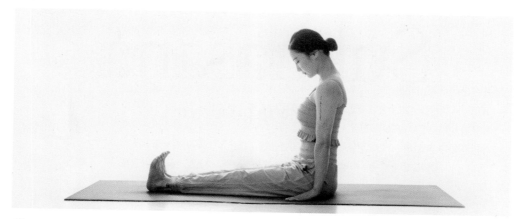

02  턱 끝을 당겨주며 아랫배에 힘을 주고 천천히 호흡한다.

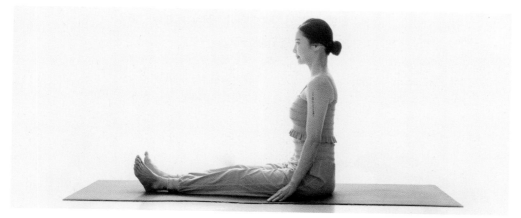

03  자세를 편하게 풀었다가 두 번 더 반복한다.

---

**BONUS TIP**

· 옆에서 바라보았을 때 자신의 몸이 'ㄴ' 모양이 되도록 한다.
· 다리 뒤쪽의 당김이 심할 경우 무릎을 구부려 보자. 등을 펴기 힘들다면 자신의 상황에 맞게 적당히 펴도 괜찮다.
· 너무 무리하지 않는 것이 포인트! 각자의 체형에 맞게 팔꿈치를 구부려도 좋고, 손끝만 닿은 채로 동작을 실행해도 좋다.

# 1
## 앗은 자세

# Sukhasana

**02** • 수카아사나 (편하게 앉기)

요가에서 가장 편하게 앉은 자세로
하체의 관절을 부드럽게 풀어주고
몸의 정렬을 돕는다.

———

**난이도** ★☆☆☆☆  **유지 시간** 1분 이상, 1회

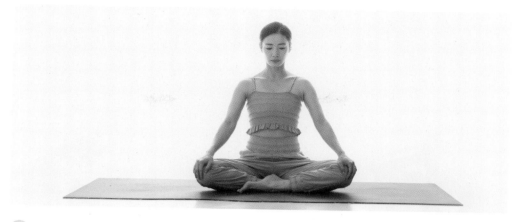

01  자리에 편하게 앉은 상태에서 발뒤꿈치를 앞뒤로 나란히 붙인다. 이때, '좌골'이라고도 부르는 양쪽 엉덩이 뼈가 바닥에 닿도록 엉덩이를 최대한 빼낸다.

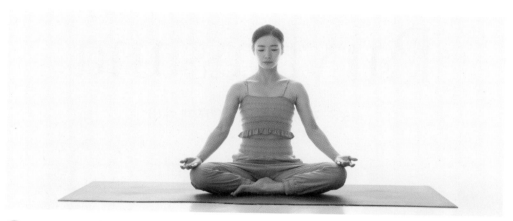

02  양손을 무릎 위에 편하게 둔다.

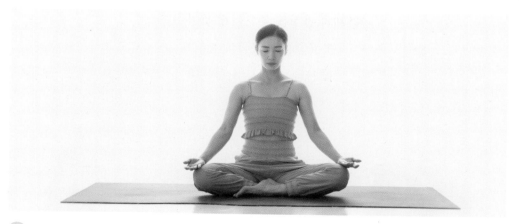

03  어깨를 자연스럽게 끌어내린 뒤 두 눈을 감고 편안하게 호흡을 가다듬으며 명상한다. 약 1분 이상 명상을 진행한 후 다시 자세를 풀어 돌아온다.

---

**BONUS TIP**

· 가장 편안한 자세이긴 하지만 간혹 불편함을 느낄 수 있다. 그럴 땐 엉덩이 부분에 담요를 대거나 도구를 사용해 앉는 것도 좋은 방법이다.

· 눈을 감고 명상하는 것이 어렵다면 눈을 뜬 채로 가만히 쉬는 것도 좋다.

# 1
## 앉은 자세

# Parvatasana

**03** • 파르바타아사나 (기지개 켜기)

몸의 혈액 순환을 원활하게 해준다.
더불어 굽은 어깨와 등, 척추를 펴주고
굳어있던 근육이 부드럽게
이완될 수 있도록 돕는다.

───

**난이도 ★☆☆☆☆  유지 시간** 30초, 3회 반복

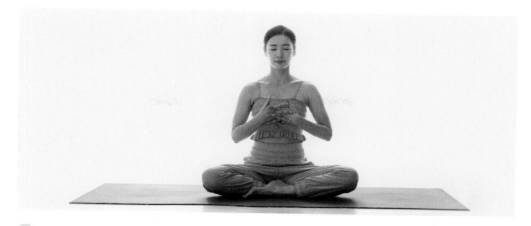

01 편안한 자세로 앉은 상태에서 깍지 낀 두 손을 가슴 앞에 위치하고 숨을 비워낸다.

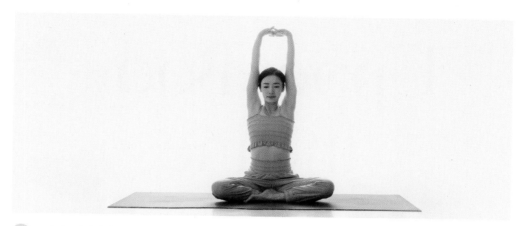

02 숨을 들이마시면서 깍지한 손을 머리 위로 올리고 천천히 기지개를 켠다. 이때, 몸을 쭉 펴면서 팔을 최대한 위로 뻗어내며 척추를 길게 늘려준다.

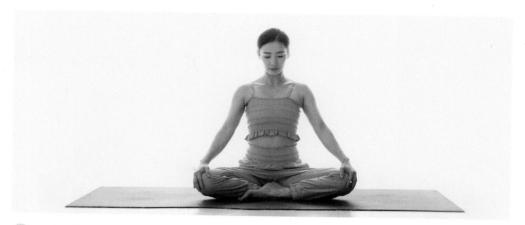

03 천천히 호흡하다가 숨을 내쉴 때 깍지 낀 손을 풀어주며 원래 자세로 돌아온다.

---

**BONUS TIP**

· 깍지를 낀 채로 기지개를 켜기 힘들다면 만세를 하듯이 팔을 위로 쭉 펴서 상체를 길게 늘려줘도 된다.
· 근육이 놀라지 않게 천천히 기지개를 켜면서 조금씩 늘려주는 것이 포인트!

# 1
## 앉은 자세

# Upper Body Incline

**04 • 상체 기울기**

비교적 단순한 동작이지만,
척추측만증 예방에 효과적이다.
더불어 허리 군살 제거에도 도움을 준다.

**난이도** ★☆☆☆☆ **유지 시간** 30초, 2회 반복

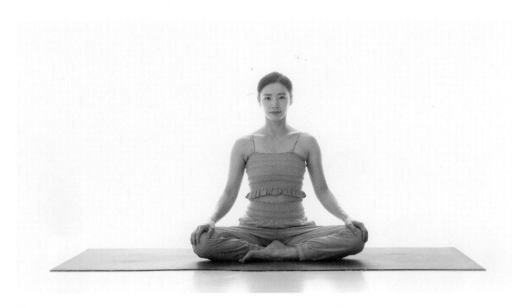

01 앞에서 배웠던 '수카아사나' 또는 편안한 좌법으로 앉는다.

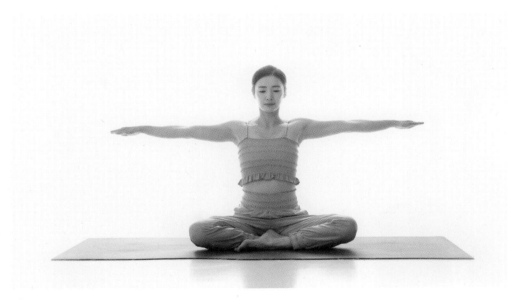

02 숨을 들이마심과 동시에 양팔을 어깨 높이로 들어 올린다.

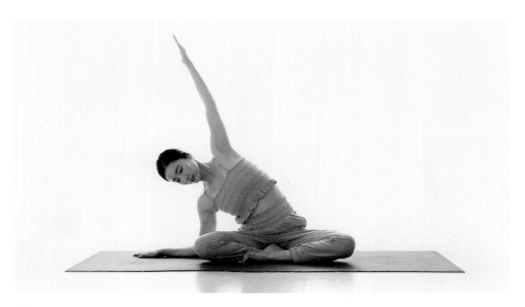

03     숨을 내쉬면서 오른쪽으로 천천히 기울여 내려간 뒤 동작을 유지하며 시선은 편안한 곳을 바라본다. 그대로 30초 이상 자세를 고정한 뒤 숨을 모두 비운다.

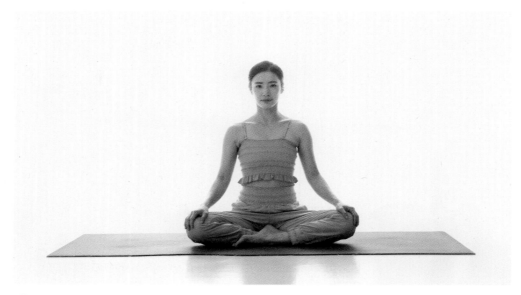

04     숨을 들이마실 때 상체를 들어 올린 뒤 원래 자세로 돌아와 숨을 다시 내쉰다. 반대쪽도 동일하게 반복한다.

## BONUS TIP

· 이제 막 요가를 시작한 초보자일 경우 블록을 사용해 손을 받쳐준다.
· 목에 긴장을 최대한 풀고 동작을 수행한다.
· 양쪽 엉덩이가 바닥에서 뜨지 않을 정도로만 내려가도 좋다.

# 1
# 앉은 자세

# Baddha
# Konasana

### 05 • 받다코나사나 (나비 자세)

다리와 골반을 풀어주며
고관절과 골반의 유연성을 높인다.
생리통을 완화시켜주는 효과가 있고,
임산부에게 좋은 동작이기도 하다.

**난이도 ★★☆☆☆  유지 시간 1분, 1회**

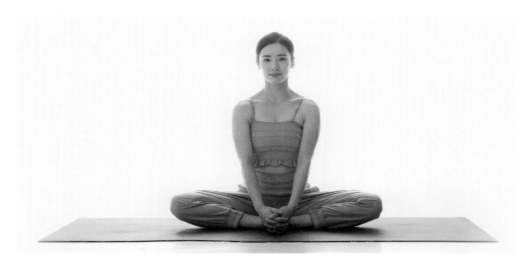

01　양 발바닥을 마주하고 앉아 양손으로 발을 잡는다.

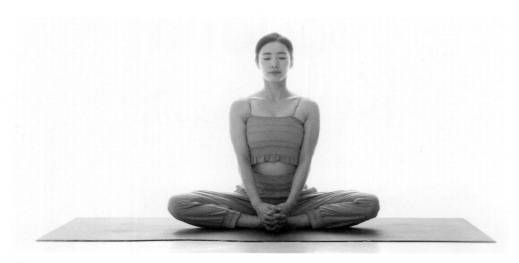

02　숨을 들이마시며 허리를 곧게 펴준다.

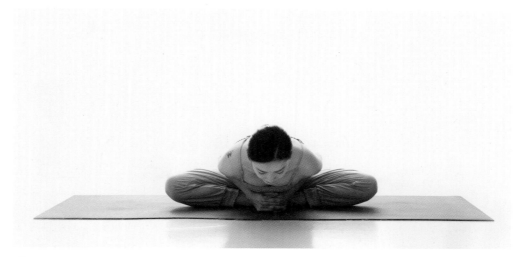

03　다시 숨을 내쉬며 상체를 숙여 천천히 앞으로 내려간다.

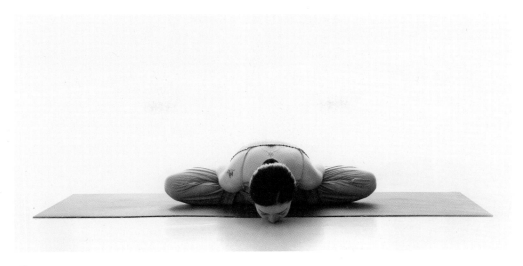

04 팔꿈치는 몸에 최대한 붙이고 턱이나 이마가 바닥에 닿게 한다.

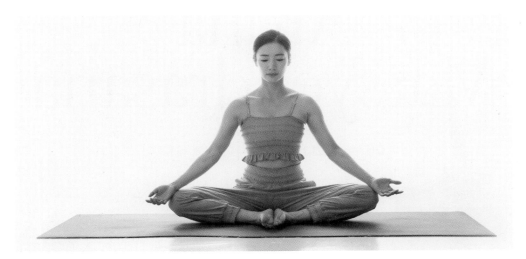

05 약 1분 정도 유지한 후 숨을 들이마시며 상체를 올리고 천천히 자세를 풀어준다.

---

**BONUS TIP**

· 숨을 내쉴 때마다 양 무릎을 최대한 바닥에 닿게 하려고 노력한다.
· 상체를 숙여 내려가기 힘들다면 굳이 내려가지 않고 앉은 상태에서 자세를 유지한다.

# 1
## 앉은 자세

# Ardha Matsyendrasana

**06** • 아르다마첸드라사나(상체 비틀기)

복부를 중심으로 뻣뻣한 척추를 비틀어
상체를 부드럽게 만들어준다.
소화불량이 있거나 변비가 심한 사람에게 특히 좋다.

———

**난이도 ★★☆☆☆  유지 시간 30초, 1회**

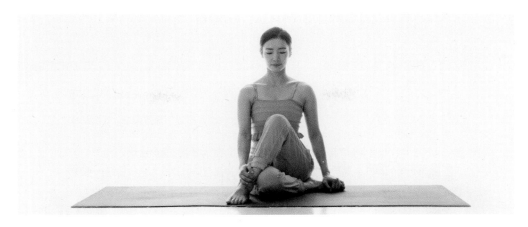

01 　무릎을 구부려 앉은 상태에서 오른발은 왼쪽 엉덩이 밑에 두고, 왼발은 오른쪽 무릎 바깥쪽에 둔다.

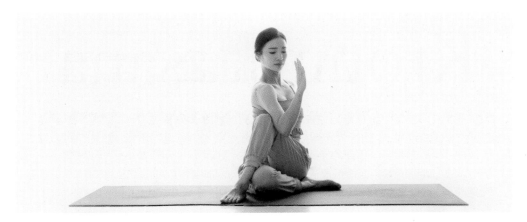

02 　오른쪽 팔꿈치를 구부려 왼쪽 무릎 바깥쪽에 세워놓고 왼손은 엉덩이 근처에 둔다.

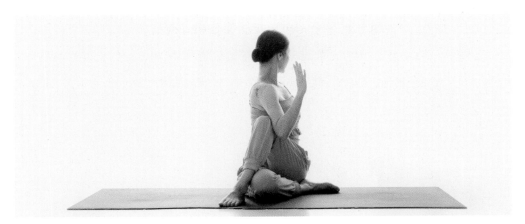

03 　숨을 들이마시며 상체를 세우고 다시 숨을 내쉬면서 상체를 천천히 비틀어준다. 약 30초간 동작을 유지한 후 천천히 돌아온다.

---

**BONUS TIP**

· 숙련자는 오른손으로 발바닥 안쪽을 잡고 왼손으로는 허리를 감싼 후 자세를 유지해 보자.
· 자세를 취할 때도 양쪽 엉덩이는 바닥에 닿아있어야 하며, 양 무릎은 일직선이 되어야 한다.

# 1
## 앉은 자세

# Krounchasana

**07** • 크라운차사나 (왜가리 자세)

하체의 혈액 순환을 돕고
척추 정렬도 반듯해진다.
또한, 하체 관절을 부드럽게 하며
이완하는데 도움을 준다.

———

**난이도 ★★☆☆☆  유지 시간 30초, 1회**

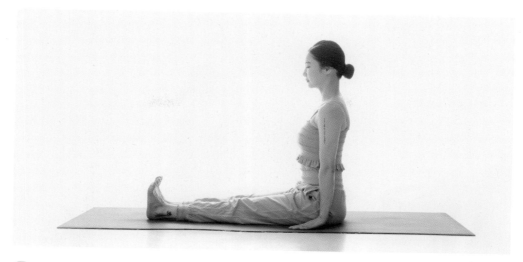

01  앞에서 배운 '단다아사나'로 앉는다.

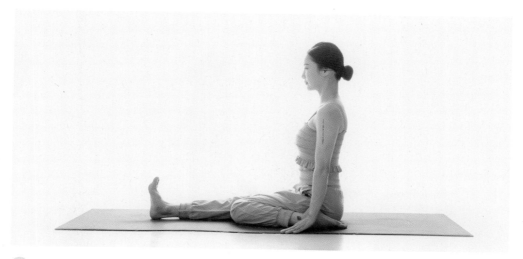

02  ①의 자세에서 왼쪽 다리를 뒤로 구부려 앉는다.

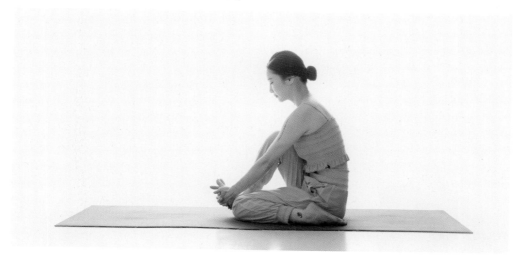

03  오른쪽 무릎을 구부린 뒤 발바닥 아래에 손을 집어넣어 깍지 낀다.

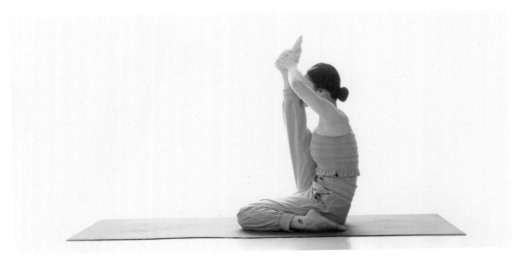

04 숨을 들이마시면서 천천히 오른쪽 무릎을 펴고 다시 숨을 내쉬면서 몸을 향해 당겨준다.

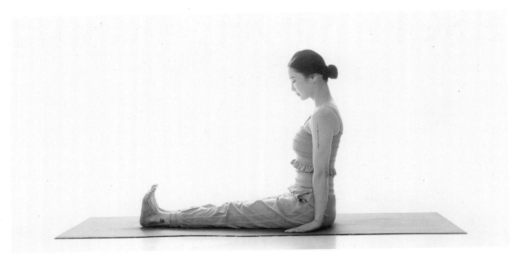

05 ④의 동작을 30초간 유지한 후 자세를 풀어 '단다아사나'로 돌아온다. 반대쪽도 동일하게 시행한다.

---

**BONUS TIP**

· 이제 막 요가를 시작한 초보자는 다리를 뒤로 구부리지 않고 앞으로 접어 시작한다.
· 발바닥 아래로 깍지를 끼기 어렵다면 발목이나 종아리 등 가능한 곳에 깍지를 끼도록 한다.

# 1
## 앉은 자세

# Paschimottanasana

**08** • **파스치모타나사나(상체 숙이기)**

몸의 후면을 부드럽게 이완시켜주며
복부비만을 예방하는데 도움을 준다.
전굴자세에서 가장 기본이 되는 것으로,
부교감신경을 자극시켜 심신 안정에 효과적이다.

———

**난이도 ★★☆☆☆   유지 시간 1분, 1회**

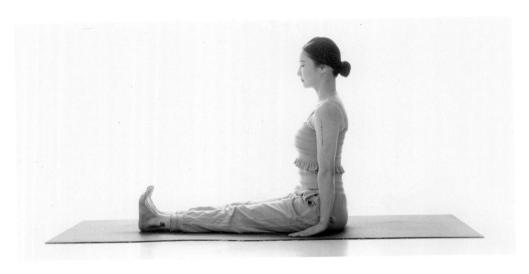

01 　앞에서 배운 '단다아사나' 로 앉는다.

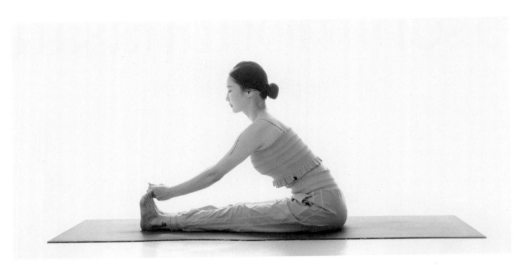

02 　양손의 검지와 중지로 양발의 엄지발가락을 잡는다.

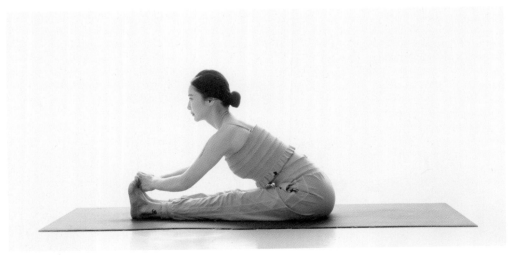

03 　숨을 들이마시면서 척추를 편 뒤 다시 숨을 내쉴 때 상체를 숙여 아래로 내려간다.

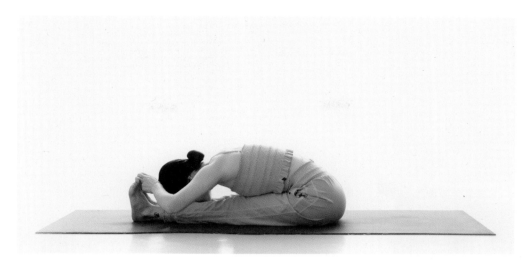

04 상체와 하체가 최대한 가까워지도록 하며 천천히 호흡한다.

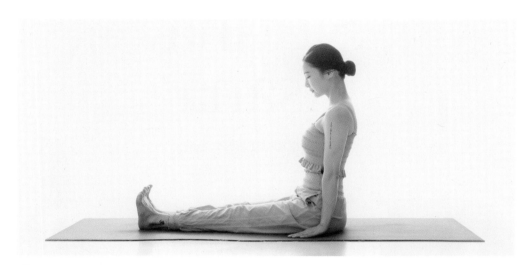

05 숨을 들이마시며 상체를 들어 올린 뒤 다시 '단다아사나'로 돌아온다.

---

**BONUS TIP**

· 엄지발가락을 잡기 힘들다면 발목이나 무릎을 잡거나 또는 바닥을 짚고 상체를 숙일 수 있을 만큼 숙인다.
· 다리 뒤쪽이 많이 당겨서 자세를 유지하는 것이 어려울 경우 무릎을 살짝 구부려 느리게 접근하는 것도 좋다.

# 1
# 앉은 자세

# Siddha Asana

**09** • 싣다아사나 (앉은 좌법)

가볍게 호흡하는 동작으로
심신 안정에 효과적이다.
특히 명상할 때 좋은 좌법이다.

———

**난이도 ★★☆☆☆  유지 시간 2분, 1회**

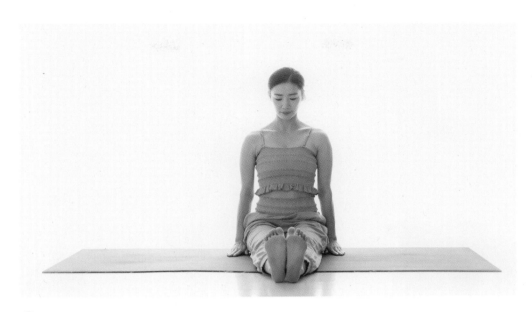

01 앞에서 배운 '단다아사나'로 앉는다.

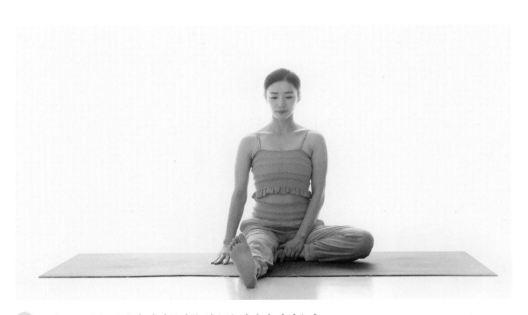

02 왼쪽 무릎을 구부려 발뒤꿈치를 회음부 가까이 가져온다.

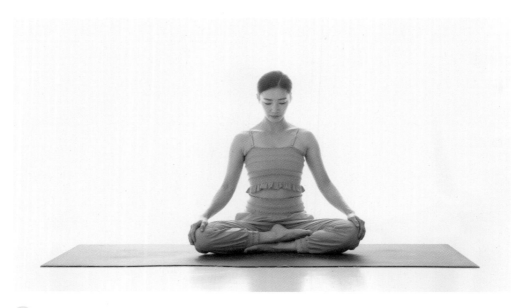

03 오른쪽 무릎을 구부린 뒤 발바닥을 왼쪽 종아리 사이에 넣고 왼쪽 발목 위에 겹쳐 놓는다.

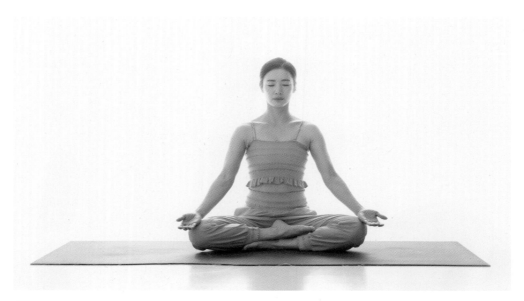

04 양손은 무릎 위에 편안하게 올려놓는다. 이때, 척추를 세운 후 턱을 당기고 눈을 감으며 천천히 호흡한다. 약 2분간 자세를 유지한 뒤 자세를 풀어 반대쪽도 동일하게 시행한다.

---

**BONUS TIP**

· 자세를 유지하기 어렵다면 편안한 좌법으로 호흡해도 좋다.

· 눈을 감는 게 불편한 사람은 눈을 뜨고 한 곳을 멍하니 바라보거나 코끝을 응시하는 것도 방법이다.

# 2
## 선 자세

# Tadasana

### 01 • 타다아사나 (기본 선 자세)

서서 하는 자세 중 가장 기본이라고 할 수 있는 동작.
척추를 바로 폄으로써 엉덩이를 비롯한
하체 근육을 키울 수 있고
몸 전체의 균형을 찾을 수 있도록 돕는다.

---

**난이도** ★☆☆☆☆  **유지 시간** 30초, 2회 반복

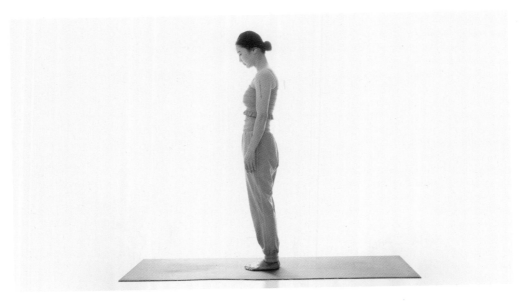

01    매트 앞에 두 발을 모으고 바른 자세로 선다. 이때, 허벅지 안쪽을 조이며 두 발로 바닥을 강하게 밀어낸다.

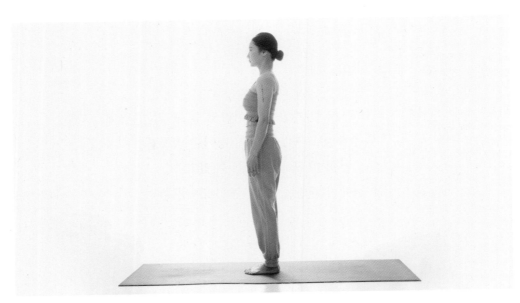

02    엉덩이와 복부를 중심으로 힘을 강하게 주며 상체를 바로 세운다.

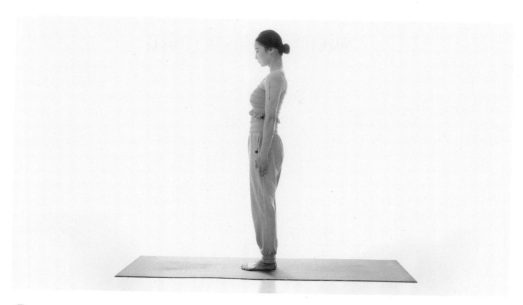

03  귀와 어깨 사이가 멀어지도록 어깨를 아래로 끌어내린 뒤 손가락을 모아 허벅지 옆에 둔다. 턱 끝이 들리지 않게 살짝 당긴 후 시선을 한곳에 고정시켜두거나 코끝을 응시한다.

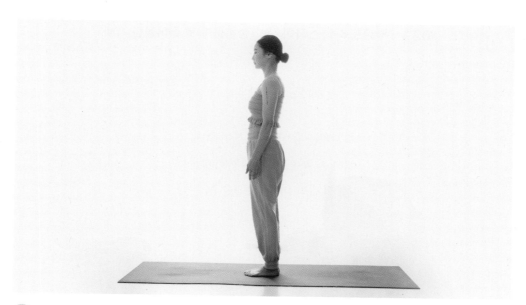

04  약 30초간 자세를 유지하며 호흡한 뒤 자세를 풀었다가 다시 한 번 진행한다.

---

**BONUS TIP**

· 허리를 꺾어 가슴을 앞으로 내미는 행동은 금지!
· 최대한 복부의 힘을 풀지 않은 채 자세를 유지해야 한다.

# 2
## 선 자세

# Urdhva Hasthasana

02 • 우르드바하스타아사나(양손을 위로 들어올린 자세)

마음에 안정을 찾아주며
어깨를 부드럽게 이완시켜준다.
몸 전체의 바른 정렬을 돕는다.

난이도 ★★☆☆☆ 유지 시간 30초, 1회

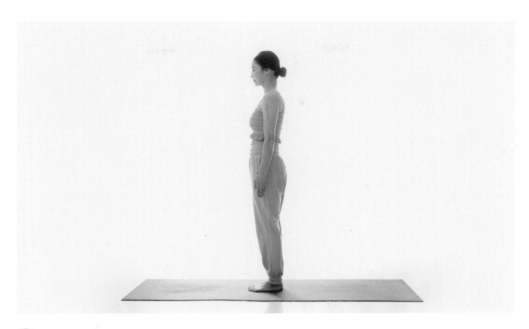

01 앞에서 배운 '타다아사나'로 서서 몸의 정렬을 확인한다.

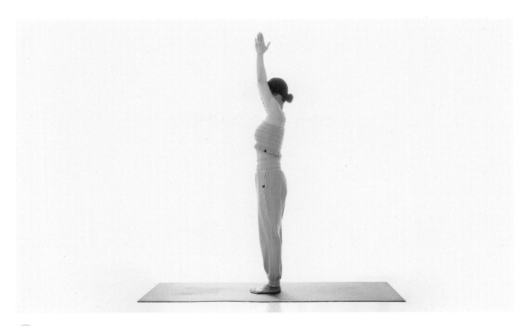

02 숨을 들이마시면서 양손은 천장을 향해 들어 올리고 손바닥을 붙여 합장한다.

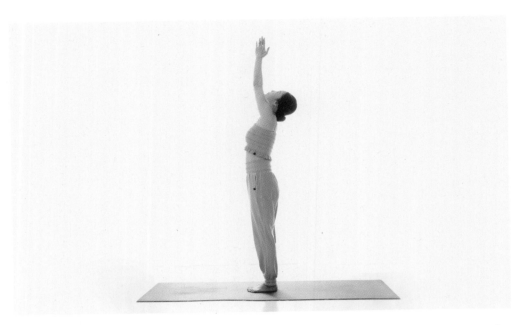

03 어깨와 날개뼈가 올라가지 않도록 끌어내리며 시선은 엄지를 바라본다. 이때, 발바닥으로 바닥을 강하게 밀어내며 하체가 흔들리지 않도록 견고하게 선다.

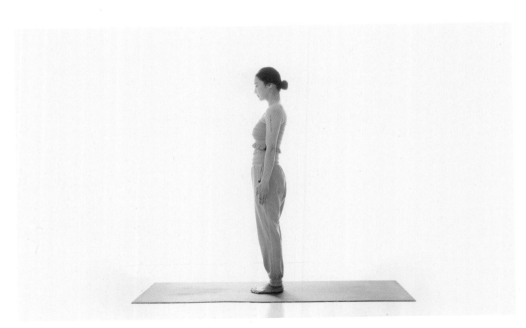

04 약 30초간 유지하다가 숨을 내쉬면서 자세를 풀어 다시 '타다아사나'로 돌아온다.

---

**BONUS TIP**

· 다리는 곧게 펴되 과신전 되지 않도록 주의한다.
· 허리가 꺾이지 않게 복부에 준 힘을 풀지 않도록 한다.

# 2
## 선 자세

# Ardha Chandrasana

**03** • 아르다 찬드라아사나 (반달자세)

척추와 복부, 하체 근육 강화를 돕고
옆구리와 겨드랑이에 있는
군살 제거에 효과적이다.

난이도 ★★☆☆☆ 유지 시간 30초, 1회

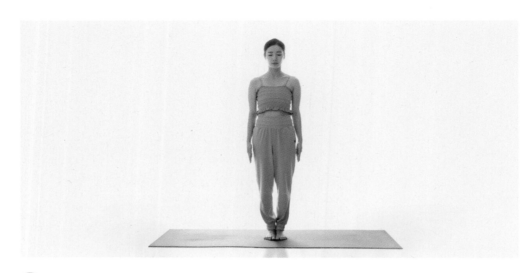

01 앞에서 배운 '타다아사나'로 서서 몸의 정렬을 확인한다.

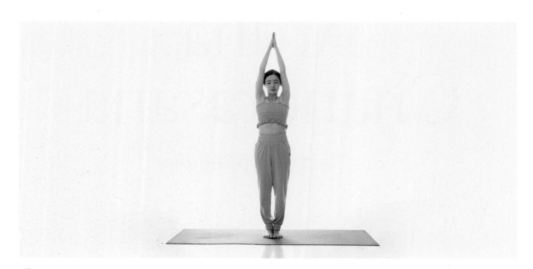

02 숨을 들이마시고 양손을 합장하며 귀 옆에 붙여 머리위로 쭉 뻗어준다.

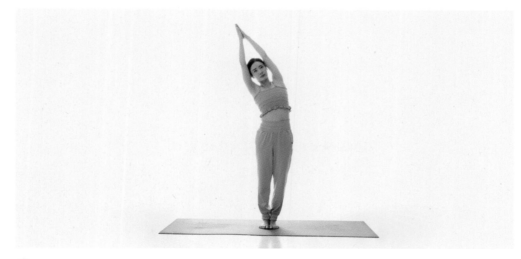

03 숨을 내쉬며 오른쪽으로 상체를 기울여 준다.

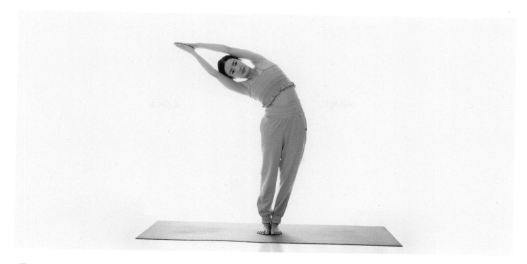

04 최대한 무리가 가지 않는 정도까지 몸을 기울여 왼쪽 측면을 늘리고 약 30초간 머무른다.

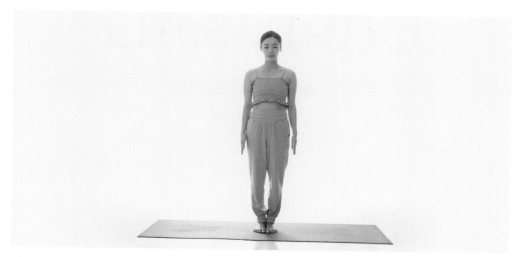

05 숨을 들이마시며 '타다아사나'로 돌아간다. 반대쪽도 동일하게 진행한다.

---

**BONUS TIP**

· 어깨나 목에 과도하게 힘이 들어가지 않도록 주의한다.

· 상체가 앞으로 무너지지 않게 엉덩이와 복부에 준 힘을 풀지 않는다.

· 발바닥 전체가 뜨지 않도록 강하게 바닥을 밀어낸다.

# 2

## 선 자세

# Uttanasana

04 • 웃타나사나(선 전굴 자세)

몸의 후면 전체를
이완시켜줄 뿐만 아니라
혈액 순환이 원활해지도록 돕는다.

———

**난이도 ★★☆☆☆   유지 시간 1분, 1회**

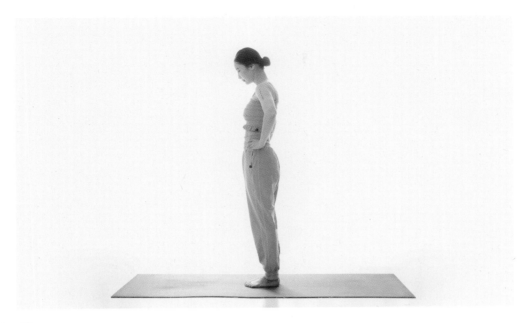

01 '타사아사나'로 바르게 서서 양손으로 골반을 잡는다.

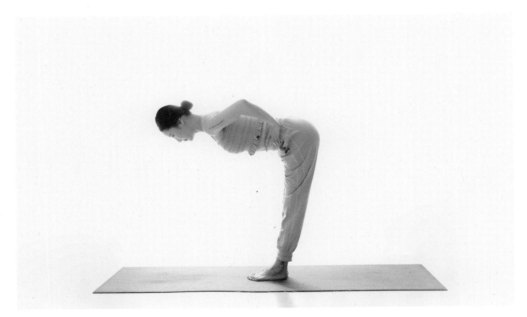

02 숨을 들이마시고 내쉴 때 상체를 숙여 내려간다.

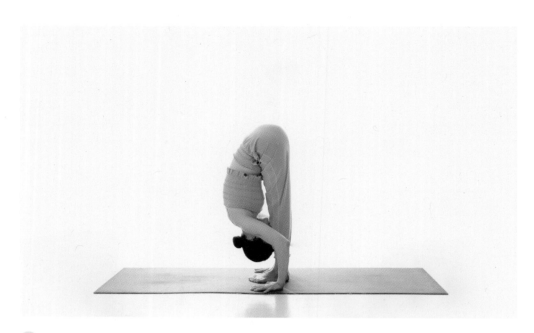

03     양손을 새끼발가락 옆에 두어 상하체가 가까워지도록 한다.

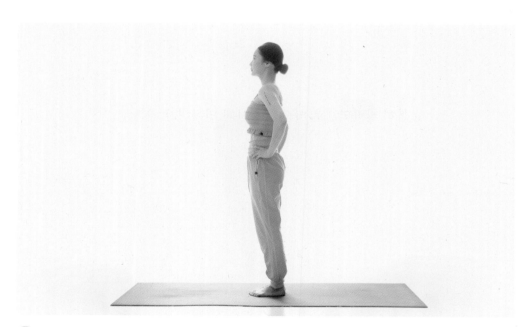

04     약 1분 정도 천천히 호흡하며 자세를 유지하다가 다시금 몸을 들어 올려 ①로 돌아온다.

---

**BONUS TIP**

· 새끼발가락 옆에 손을 두기 어렵다면 무릎이나 정강이, 발목 등을 잡아 진행해도 좋다. 또는 바닥을 짚은 상태에서 무
   릎을 구부려 복부와 허벅지가 가까워지도록 해도 괜찮다.

# 2
## 선 자세

# Utkatasana

**05** • 웃카타아사나 (의자 자세)

하체가 견고해지는 자세다.
특히 발바닥으로 바닥을 강하게 밀어내기 때문에
발목 근육 강화에 도움이 된다.

———

**난이도** ★★☆☆☆  **유지 시간** 30초, 1회

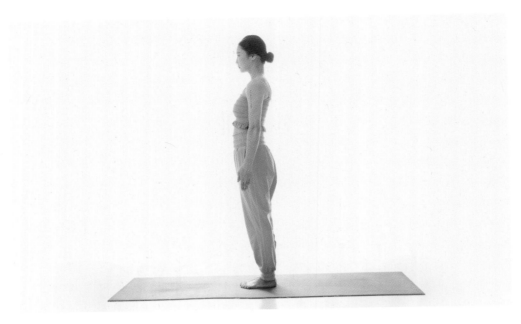

01 두발을 모은 채 발바닥으로 바닥을 강하게 밀어내며 바르게 선다.

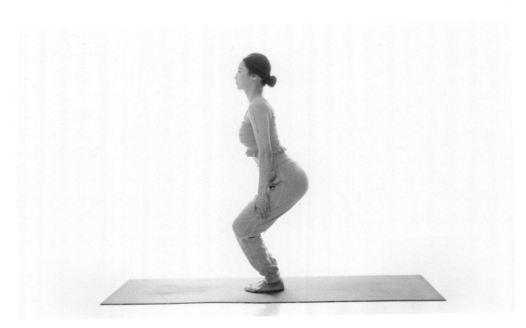

02 엉덩이를 뒤로 빼면서 의자에 앉듯이 무릎을 구부린다.

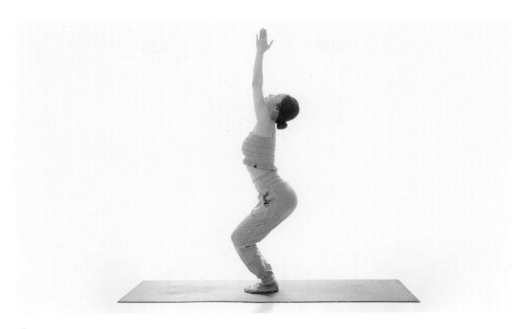

03 복부의 힘을 주면서 양손을 머리 위로 뻗어 합장하며 손끝을 바라본다.

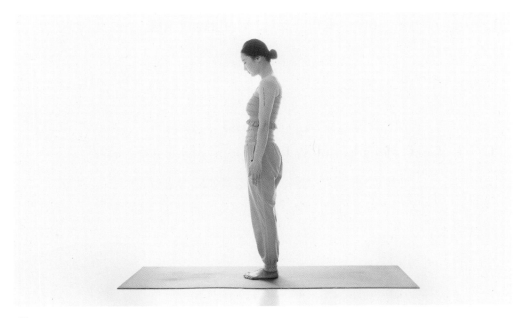

04 약 30초간 유지한 후 정면을 보며 천천히 처음 자세로 돌아온다.

---

## BONUS TIP

· 손끝을 바라보기 어렵다면 시선을 정면에 고정하는 것도 괜찮다.
· 양손을 모아 합장하는 것이 불편하다면 만세 자세로 정면을 바라본다.
· 다리를 구부릴 때 무릎이 최대한 발가락 끝을 넘어가지 않도록 한다.

# 2
## 선 자세

✳

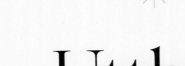

# Utthita Trikonasana

**06** • 웃티타 트리코나사나 (삼각 자세)

척추와 골반의 유연성이 좋아진다.
또한, 측면을 늘리며 몸 전체의 정렬이 반듯해지도록 한다.
하체 강화, 복부 강화, 발목 강화에도 도움을 준다.

**난이도 ★★☆☆☆ 유지 시간 30초, 1회**

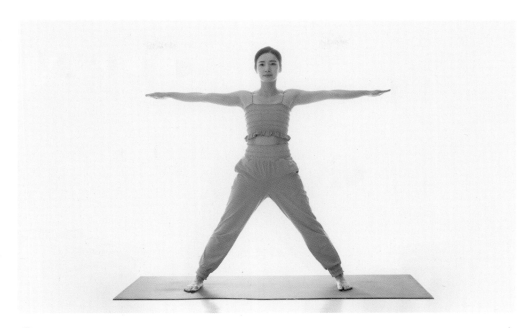

01　양팔을 양옆으로 벌림과 동시에 양발은 골반 넓이의 3배 정도로 벌려준다.

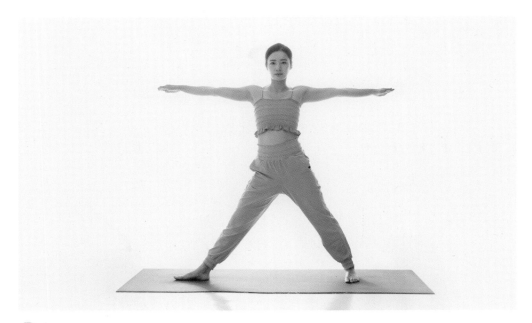

02　오른발이 오른쪽으로 향할 수 있도록 90도 돌린다. 이때, 골반은 정면에 고정한 상태를 유지한다.

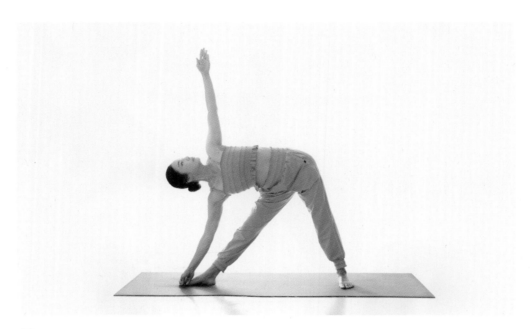

03　숨을 들이마시고 내쉬는 숨에 상체를 오른쪽으로 기울여 내려가 오른손으로 발목 또는 엄지발가락을 고리 걸어 잡는다. 약 30초간 호흡하며 자세를 유지한다.

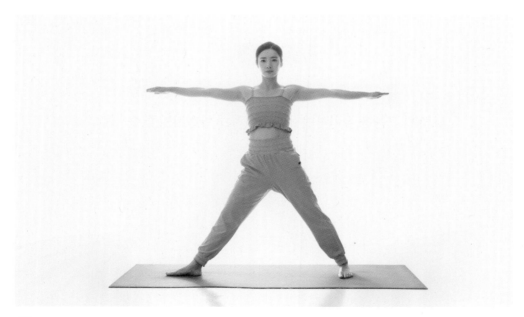

04　숨을 들이마시며 상체를 들어 올린 뒤 숨을 내쉰다. 반대쪽도 동일하게 시행한다.

---

**BONUS TIP**

· 발목이나 엄지발가락을 붙잡는 게 어렵다면 무릎이나 정강이를 짚어도 좋다. 아예 무릎을 구부리는 것도 가능하다.
· 무릎이 과신전 되지 않도록 조심히 움직인다.
· 상체가 골반보다 앞으로 나가지 않도록 주의한다.

# 2
## 선 자세

# Parivrtta Trikonasana

**07** • 파리브리타 트리코나사나(회전하는 삼각형 자세)

하체 근육을 유연하면서도 견고하게 단련시켜줄 수 있다.
상체를 비트는 자세라 가슴이 열리며 척추가 유연해진다.

**난이도 ★★☆☆☆  유지 시간 30초, 1회**

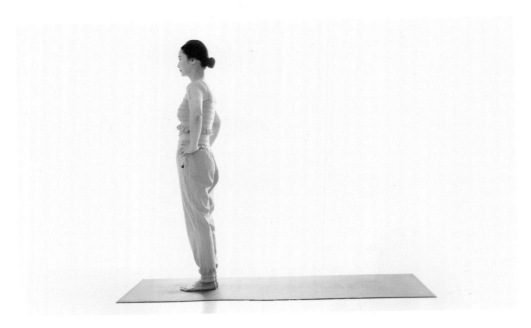

01 정면을 바라본 상태에서 양손으로 골반을 잡는다.

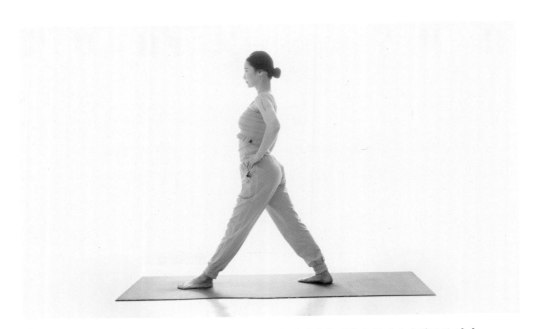

02 오른쪽 다리를 뒤로 넓게 뻗은 뒤 골반의 정렬과 엉덩이의 위치가 틀어지지 않도록 한다.

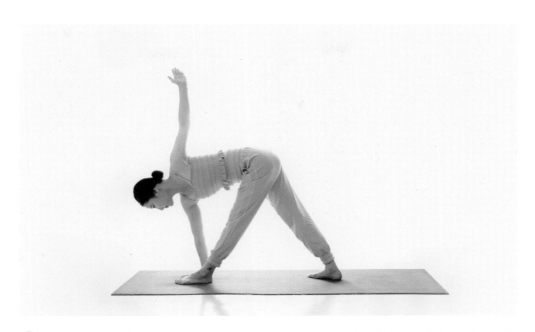

03    상체를 천천히 숙이고 오른손을 왼발의 엄지 옆에 둔 후 몸을 비틀어 하늘을 향해 왼손을 뻗는다.

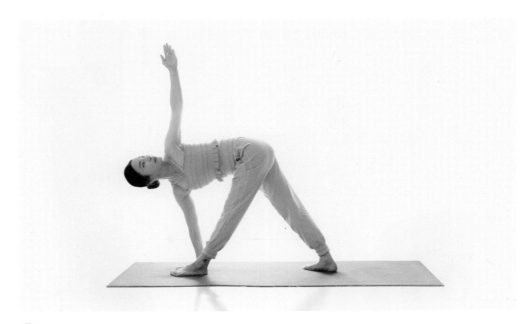

04    시선을 손끝에 두고 약 30초간 유지한 후 자세를 풀어준다. 반대쪽도 동일하게 진행한다.

**BONUS TIP**

· 불편한 시선 처리로 목에 힘이 많이 들어간다면 손끝이 아닌 바닥을 바라봐도 괜찮다.
· 자세를 취할 때 골반의 정렬이 틀어지지 않게 주의한다.
· 숙련자는 엄지발가락 옆이 아닌 새끼발가락 옆 바닥을 짚어도 된다.
· 초보자는 앞에 둔 다리의 무릎을 구부려서 진행해도 괜찮다.

# 2
# 선 자세

# Utthita Parshvakonasana

**08** • 웃티타 파르스바코나사나(측면 늘리기 자세)

발목과 무릎, 그리고 고관절과 같은 하체 관절을
부드럽게 해주며 하체 강화에 도움이 된다.
허리나 엉덩이에 있는 군살 제거에도 효과적이다.

**난이도 ★★☆☆☆ 유지 시간 30초, 1회**

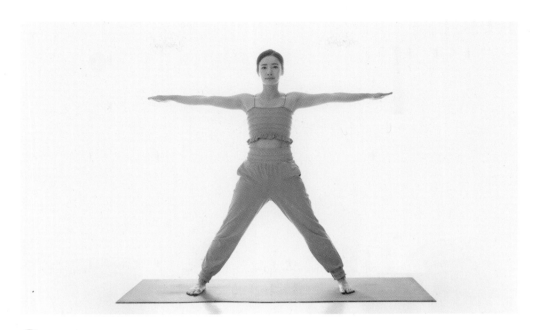

01 양팔을 양옆으로 벌림과 동시에 양발은 골반 넓이의 3배 이상 넓게 벌려준다.

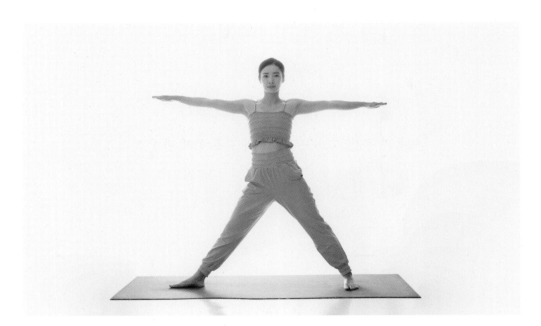

02 오른발이 오른쪽으로 향할 수 있도록 90도 정도 돌린다.

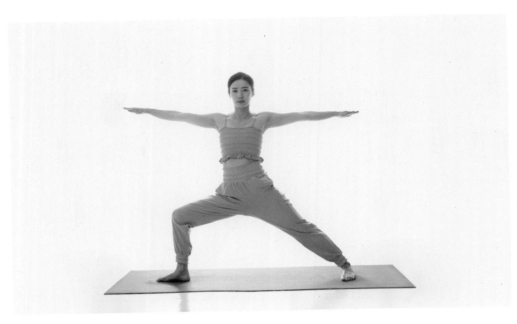

03 천천히 호흡하다가 내쉬는 숨에 오른쪽 무릎을 90도로 구부린다.

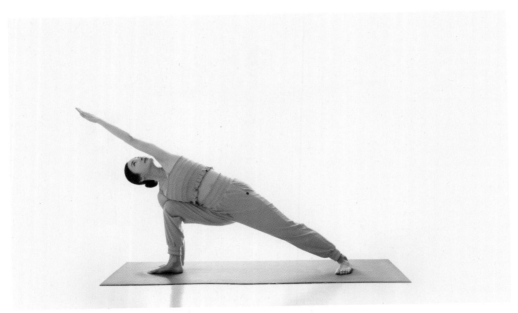

04 오른손으로 오른발 새끼발가락 옆을 짚고, 나머지 왼손은 사선으로 뻗어준다. 손끝을 바라보며 약 30초간 자세를 유지한다. 반대쪽도 동일하게 진행한다.

## BONUS TIP

· 손끝을 바라보는 것이 불편하다면 정면을 바라보아도 괜찮다.
· 손이 바닥에 닿지 않는다면 팔꿈치를 접어 허벅지 위에 두고 유지하는 것도 좋다.

# 2
## 선 자세

✳

# Parivritta Parsvakonasana

09 · 파리브리타 파르스바코나사나 (회전하는 대각선 자세)

복부가 수축되면서 회전하여 소화기관을 원활하게 해준다.
척추와 등 전체가 유연해지고 혈액 순환에 도움을 준다.
더불어 하체 강화에도 효과적이다.

───

**난이도 ★★★★☆ 유지 시간 30초, 1회**

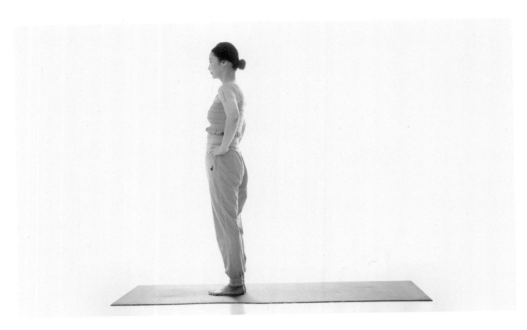

01 정면을 바라본 상태에서 양손으로 골반을 잡는다.

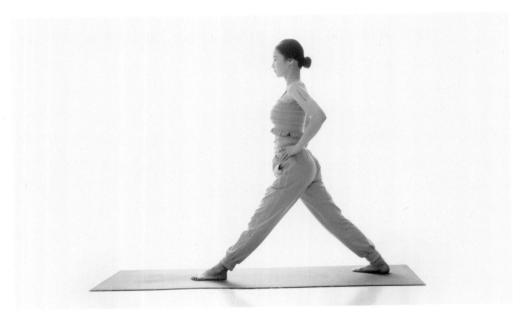

02 오른발을 뒤로 골반 넓이 3배 정도 벌려 뻗으며 골반의 정렬과 엉덩이의 위치가 틀어지지 않도록
한다.

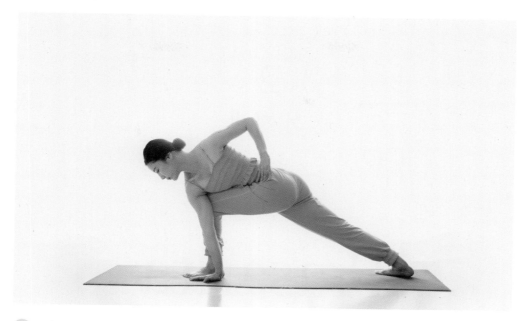

03  숨을 내쉬면서 왼쪽 무릎을 구부리고 오른손으로 왼발의 새끼발가락 옆을 짚는다.

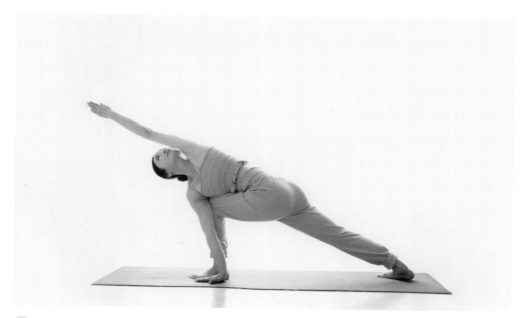

04  왼팔을 귀 옆으로 뻗은 뒤 약 30초간 자세를 유지하고 원래 상태로 돌아온다. 반대쪽도 같은 방
    법으로 진행한다.

## BONUS TIP

· 오른손으로 바닥을 짚는 게 어렵다면 팔꿈치를 구부려 무릎 바깥쪽에 대고 합장한다.
· 쉬운 자세가 아니기 때문에 최대한 할 수 있는 만큼만 자세를 취하는 것이 좋다.

# 2
## 선 자세

# Prasarita Padottanasana B

10 • 프라사리타 파도타나사나 B(다리 벌려 상체 숙이기)

'프라사리타 파도타나사나' 는
A, B, C, D로 나뉘는데 그 중
B로 불리는 자세다.
하체와 등 근육을 강화시켜주며 호흡기관을 정화한다.

**난이도 ★★★☆☆  유지 시간 30초, 1회**

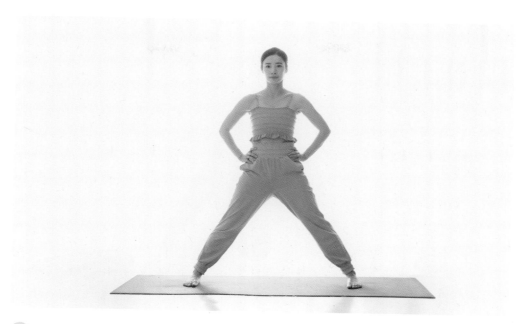

01 양손으로 허리를 잡고 두 다리를 골반 넓이의 3배 정도로 벌려준다. 이때, 발끝은 11자가 되도록
한다.

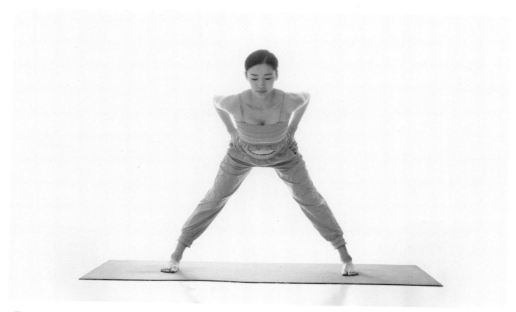

02 천천히 호흡하다가 숨을 내쉴 때 상체를 숙여 아래로 내려간다.

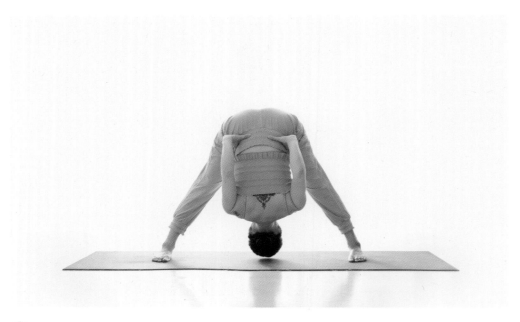

03 아랫배를 당겨 등과 허리를 펴고 양 팔꿈치를 등 뒤로 모아주며 머무른다. 이때, 시선을 코끝에 고정하며 어깨와 목에 과하게 힘이 들어가지 않도록 노력한다.

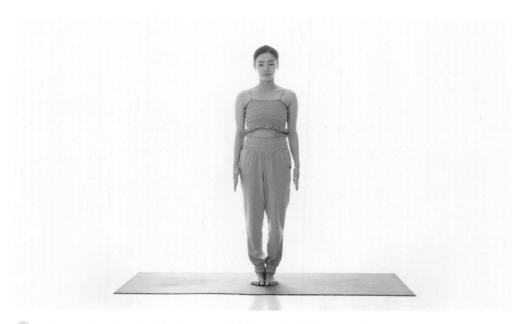

04 약 30초간 동작을 유지한 뒤 숨을 들이마시며 올라와 '타다아사나'로 선다.

## BONUS TIP

· 허리나 다리 뒤쪽에 강한 자극이 온다면 무릎을 살짝 구부려 진행한다.
· 가슴이 과하게 열리지 않도록 노력한다.
· 무릎이 과신전 되지 않게 조심하며 가능한 만큼만 상체를 숙인다.

# 3
## 누운 자세

# Ardha Pavanmuktasana

**01** • 아르다 파반묵타사나 (누워서 한 다리 당겨오기)

등부터 허리, 엉덩이까지 스트레칭할 수 있다.
또한, 종아리 근육은 물론 허벅지와 발목까지
스트레칭 되어 자극을 준다.

---

**난이도 ★☆☆☆☆　유지 시간 30초, 3회 반복**

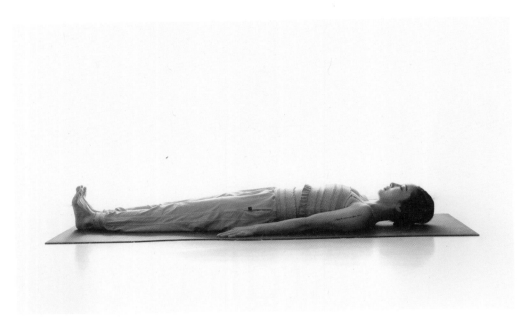

01 자리에 누워 두 발을 모으고 몸의 정렬을 확인한다.

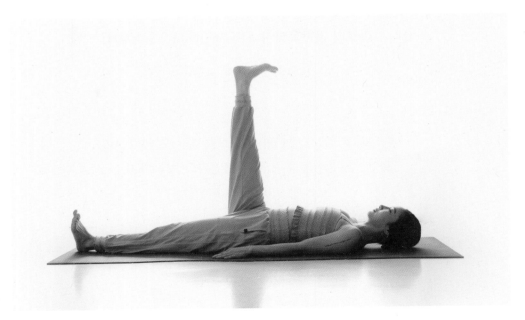

02 숨을 들이마시며 오른쪽 다리를 90도로 천장을 향해 들어 올린다.

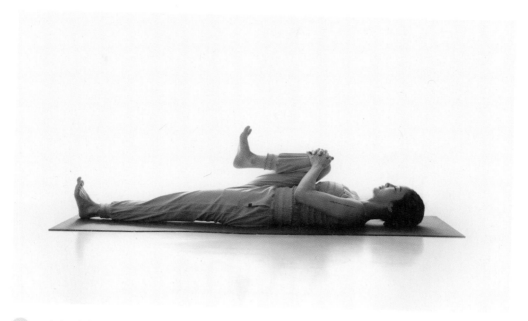

03   숨을 내쉼과 동시에 무릎을 접고 두 손으로 무릎을 감싸 깍지를 끼며 가슴 쪽으로 당겨온다.

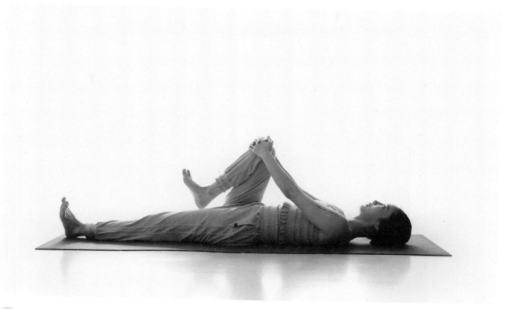

04   숨을 들이마실 때 손을 풀었다가 내쉴 때 다시 무릎을 감싸 당겨준다. 이를 약 30초씩 3회 반복 후 반대쪽도 동일하게 진행한다.

---

**BONUS TIP**

· 아래로 쭉 뻗은 다리 뒤쪽이 뜨지 않게 노력한다.
· 다리를 들어 올릴 때 엉덩이가 뜨지 않게 복부의 힘을 유지시킨다.

# 3
## 누운 자세

# Ardha Suptadanda

**02** • 아르다 숩타단다(누워서 한 다리 스트레칭)

서서 또는 앉아서 일한다면 꼭 필요한 스트레칭이다.
하체의 혈액 순환을 돕고
발목까지 스트레칭 되어 부종을 빼준다.

**난이도 ★☆☆☆☆ 유지 시간** 10초, 5회 반복

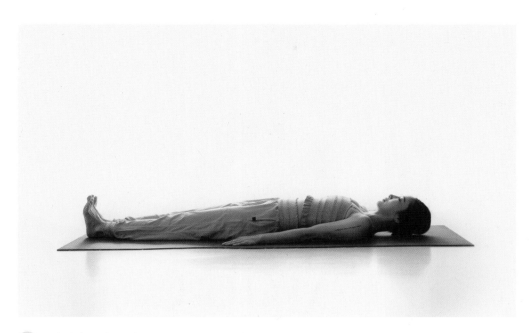

자리에 누워 두 발을 모으고 몸의 정렬을 확인한다.

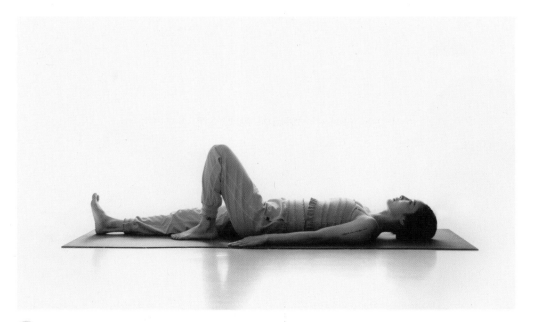

02 왼쪽 무릎을 자연스럽게 구부려 발뒤꿈치가 엉덩이 가까이 오게끔 세워 놓는다.

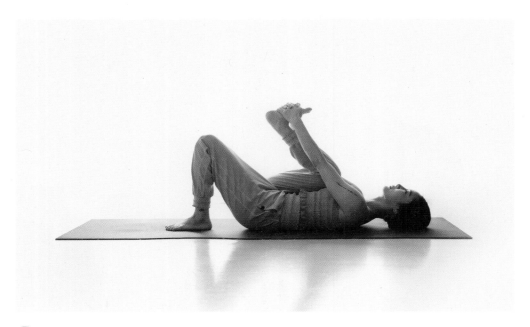

03 오른쪽 다리를 구부린 다음 발바닥 아래 손을 집어넣어 깍지를 낀다.

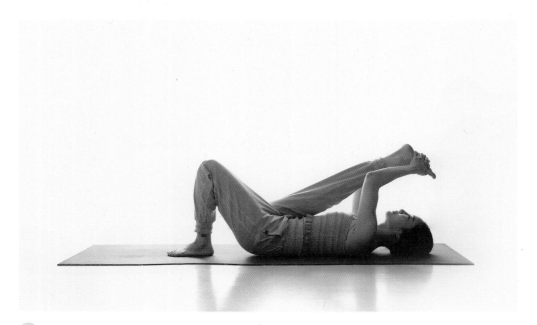

04 숨을 들이마시며 천천히 오른쪽 무릎을 폈다가 숨을 내쉴 때 몸 쪽으로 당긴다. 호흡하며 약 10 초씩 5회 반복 후 반대쪽도 동일하게 진행한다.

---

**BONUS TIP**

· 유연성이 충분하지 않다면 무릎 뒤쪽, 종아리, 허벅지 등 가능한 곳을 잡아 천천히 당기는 연습을 한다.

· 등과 엉덩이가 바닥에서 뜨지 않도록 노력하고, 팔과 어깨 등 상체에 과한 힘이 들어가지 않도록 가능한 만큼만 진행한다.

# 3
## 누운 자세

✳

# Supta Matsyendrasana

**03** • **숩타 맛시엔드라사나(누워서 척추 비틀기 자세)**

가벼운 동작만으로 허리의 피로를 풀어주며
몸 전체를 이완시켜준다.
최대한 양쪽 어깨가 뜨지 않게 주의하며 시행한다.

---

**난이도 ★☆☆☆☆  유지 시간 30초, 2회 반복**

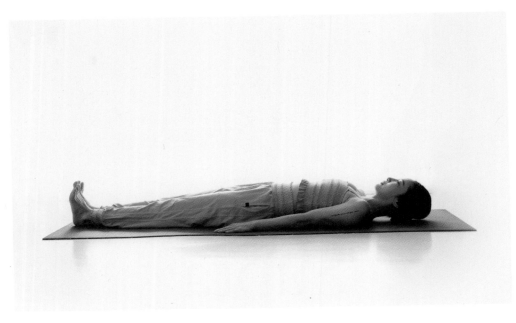

01 자리에 누워 두 발을 모으고 몸의 정렬을 확인한다.

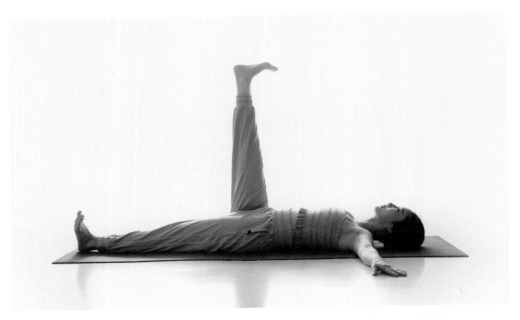

02 두 팔을 양옆으로 벌리고 숨을 들이마시며 오른쪽 다리를 90도 각도로 들어 올린다.

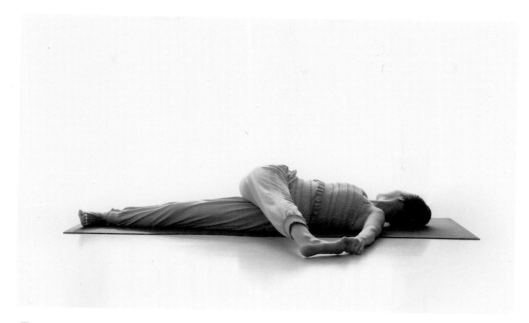

03    숨을 내쉬면서 들어 올린 다리를 왼쪽으로 넘겨 왼손으로 엄지발가락을 잡아준다. 이때, 시선은
      오른쪽으로 돌려 손끝을 보거나 눈을 감는다.

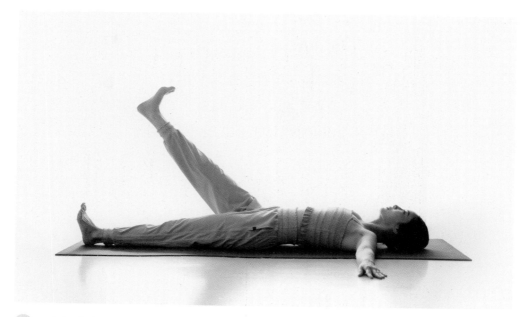

04    숨을 다시 들이마시며 오른쪽 다리를 90도로 들었다가 다시 아래로 천천히 내려준다. 약 30초간
      2회씩 반복 후 반대쪽도 같은 방법으로 진행한다.

---

**BONUS TIP**

· 엄지발가락이 잡히지 않고 반대쪽 어깨가 뜬다면 무릎을 잡고 진행하는 것도 좋다.

# 3
## 누운 자세

# Suptadanda

**04** • 숩다단다(누워서 두 다리 들어 올리기)

하체의 피로를 풀어주면서
허리 통증을 줄여주는 효과가 있다.
무릎이 펴지지 않는다면
구부린 상태에서 다리만 들고 있어도 된다.

**난이도 ★☆☆☆☆ 유지 시간 1분, 3회 반복**

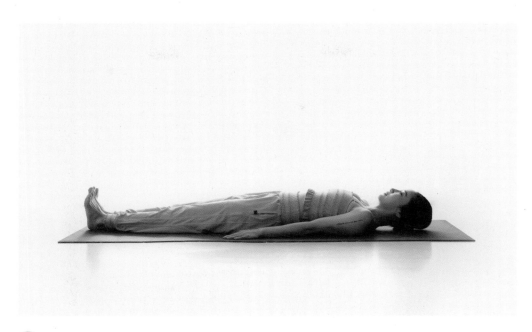

01    자리에 누워 두 발을 모으고 몸의 정렬을 확인한다.

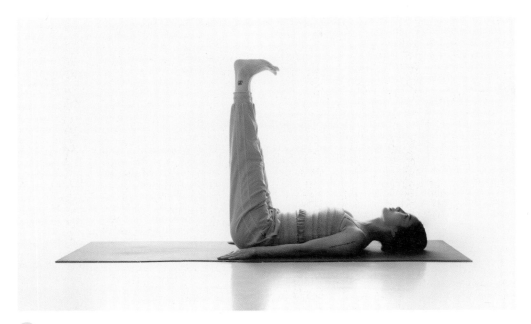

02    숨을 들이마시며 다리를 90도로 들어 올린 뒤 발끝을 몸 쪽으로 당겨준다. 약 1분간 유지한 뒤
       숨을 내쉬며 천천히 다리를 내려준다. 이를 3회 반복한다.

---

**BONUS TIP**

· 등과 허리가 반드시 바닥에 닿아 있어야 하므로 최대한 아랫배에 힘을 주고 당겨준다.

# 3
## 누운 자세

# Supta
# Balasana

**05** • 숩타 발라아사나(누워서 바람빼기)

몸의 이완과 수축을 반복하여
척추와 허리의 유연성을 높여주는 동작이다.

**난이도** ★☆☆☆☆   **유지 시간** 30초, 3회 반복

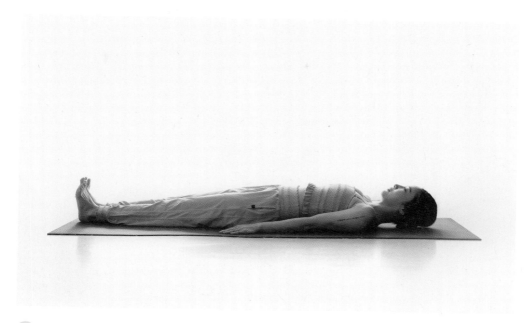

01    자리에 누워 두 발을 모으고 몸의 정렬을 확인한다.

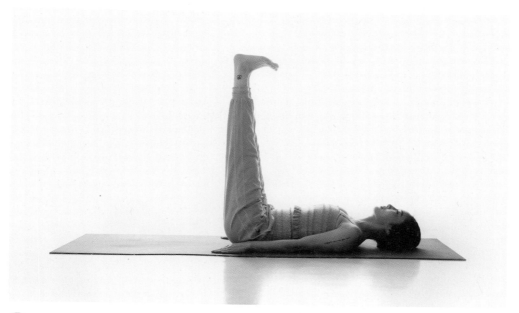

02    숨을 들이마시며 두 다리를 천장을 향해 90도로 들어 올린다.

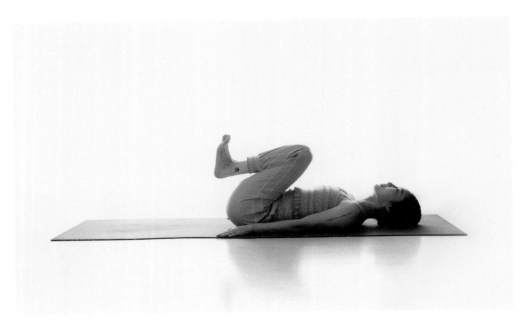

03   ②의 상태에서 천천히 무릎을 구부린다.

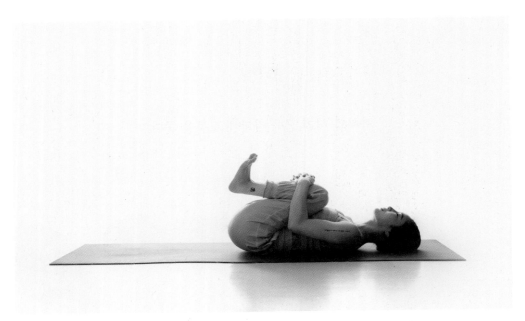

04   숨을 들이마실 때 두 손을 뻗어 무릎 바깥쪽에 깍지하고 숨을 내쉴 때 가슴 쪽으로 무릎을 당긴
     다. 약 30초간 유지한 후 자세를 편하게 풀어준다. 이를 3회 반복한다.

# 3
## 누운 자세

# Salamba Sarvangasana

**06** • 살람바사르반가사나(어깨 서기)

복부와 허리 근육 강화에 도움을 준다.
하체뿐만 아니라 몸 전체의 혈액 순환을 돕고
몸의 피로를 풀어주며
부종을 제거하는 데 효과적이다.

**난이도 ★★☆☆☆ 유지 시간 2분, 1회**

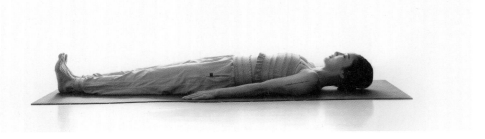

01 자리에 누워 두 발을 모으고 몸의 정렬을 확인한다.

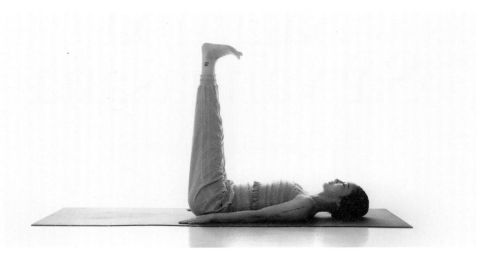

02 양손을 골반 옆 바닥에 놓아두고 두 다리는 천장을 향해 90도로 들어 올린다.

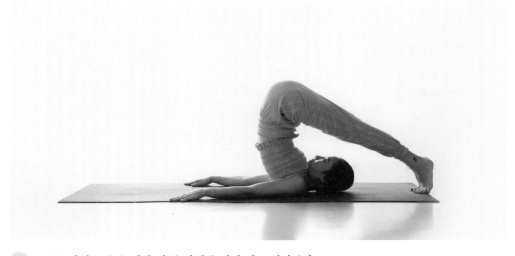

03 숨을 마시고 숨을 내쉴 때 두 다리를 머리 뒤로 넘겨준다.

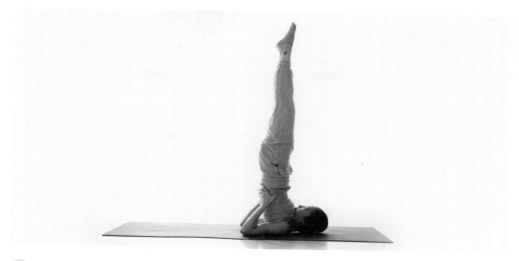

04     양손은 등 뒤로 깊숙이 받쳐주며 다리를 천장을 향해 일직선으로 들어 올린다.

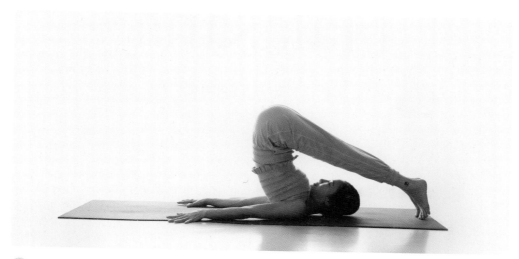

05     엄지발가락을 응시하며 약 2분간 유지한 후 다리를 천천히 내려 머리 뒤로 넘겨주다가 다시금 원래 자세로 돌아온다.

---

**BONUS TIP**

· 엄지발가락을 응시하는 게 불편하다면 편안하게 두 눈을 감아도 좋다.
· 다리를 뒤로 넘겨 일직선으로 들기 힘들다면 누운 자세에서 두 다리를 들고만 있어도 좋다.

# 3
## 누운 자세

# Halasana

### 07 · 할라사나(쟁기 자세)

몸의 후면을 이완시켜주며
소화불량에도 효과적이다.
굳은 어깨를 풀어주는 데도 도움이 된다.

---

**난이도 ★★☆☆☆   유지 시간 2분, 1회**

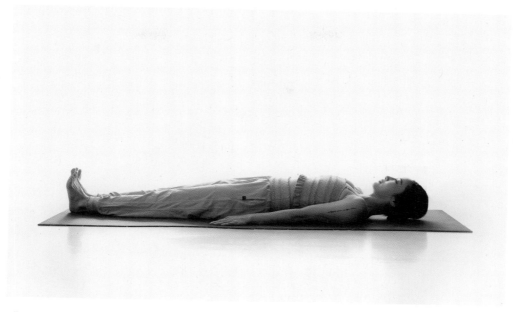

01 자리에 누워 두 발을 모으고 몸의 정렬을 확인한다.

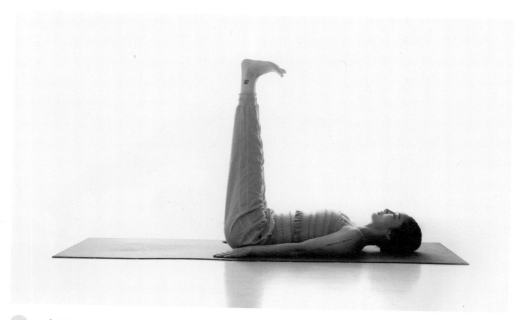

02 양손을 골반 옆 바닥에 가지런히 놓아둔 뒤 두 다리는 천장을 향해 90도로 들어 올린다.

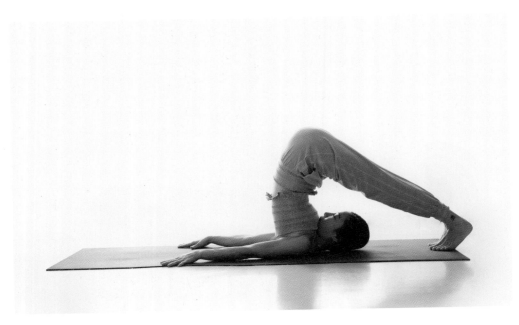

03  숨을 마시고 숨을 내쉴 때 두 다리를 머리 뒤로 넘겨준다.

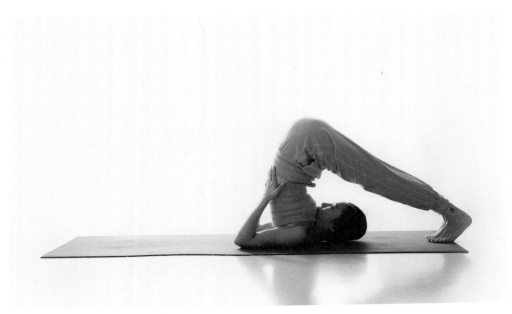

04  양손은 등 뒤로 깊숙이 받쳐주며 두 발끝은 바닥에 닿게 한다. 눈을 감고 호흡하며 약 2분간 유지
    하다가 천천히 자세를 풀어준다.

**BONUS TIP**

· 비교적 편안하게 자세를 취할 수 있는 상태라면 두 손을 등 뒤에서 깍지 끼고 손바닥을 붙여본다.
· 발가락에 바닥이 닿지 않는 경우 무릎을 구부려도 좋다.
· 다리를 뒤로 넘기는 것 자체가 힘들다면 누운 자세에서 두 다리를 들고만 있어도 좋다.

# 3
## 누운 자세

# Matsyasana

**08 • 마츠야아사나(물고기 자세)**

가슴을 열어주는 자세이기 때문에
등이 굽은 사람에게 특히 좋다.
눈의 피로를 풀어주며
불면증과 두통 예방에도 효과적이다.

———

**난이도 ★★☆☆☆ 유지 시간 1분, 1회**

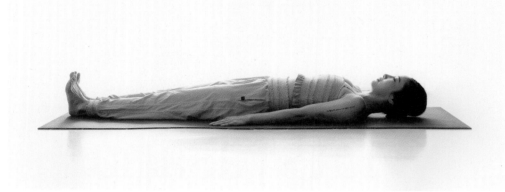

01    자리에 누워 두 발을 모으고 몸의 정렬을 확인한다.

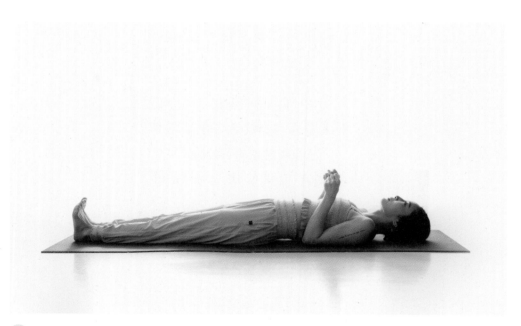

02    팔꿈치를 구부려 겨드랑이에 붙인 뒤 두 손은 주먹을 쥔다.

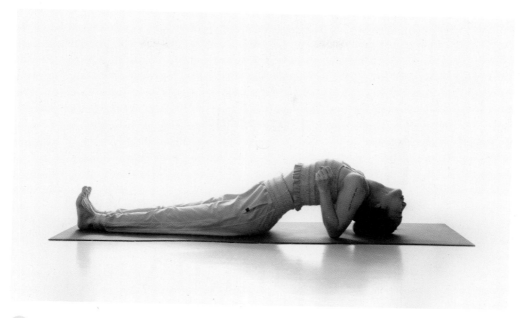

03 숨을 들이마시며 팔꿈치를 밀어내 가슴을 들어 올린 후 숨을 내쉴 때 정수리를 바닥에 댄다. 이 때, 두 다리를 가지런히 모아 발끝을 당긴다.

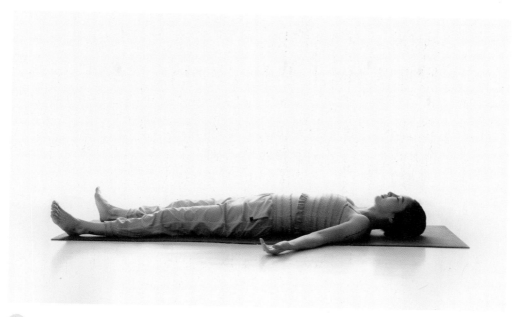

04 눈을 감고 약 1분간 유지한 후 숨을 내쉬며 천천히 자세를 푼다. 누운 상태로 흐트러진 호흡을 정리한다.

**BONUS TIP**

· 동작을 하는 동안 목이나 허리가 불편하다면 자세에서 빠져나온다.
· 가슴을 위로 들어 올려 최대한 가슴이 열릴 수 있도록 노력한다.

# 3
## 누운 자세

# Capillary Exercise

### 09 · 모관 운동

손과 발을 심장보다 높게 올려
가볍게 털어주는 자세로
혈액 순환을 원활하게 해준다.

**난이도 ★☆☆☆☆  유지 시간 20초, 1회**

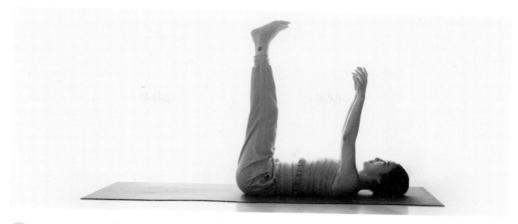

01     자리에 누워 팔과 다리를 천장으로 들어 올린다.

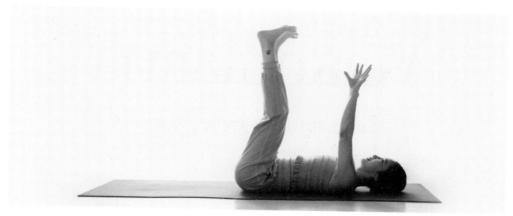

02     ①의 상태에서 팔과 다리를 가볍게 털어준다.

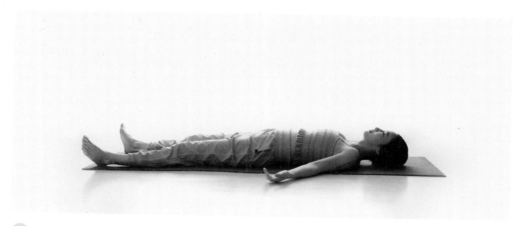

03     약 20초간 유지한 후 다시 팔 다리를 내려놓고 편안하게 휴식한다.

---

**BONUS TIP**

· 마지막에 팔과 다리를 툭! 하고 내려 긴장을 푸는 것이 중요하다.

# 4
# 엎드린 자세

# Makarasana

**01** • **마카라사나(엎드린 휴식 자세)**

'마카라*Makara*'는 '악어'라는 뜻을 지니고 있는데,
이름 그대로 악어를 닮은 요가 자세다.
호흡에 집중하는 동안 몸과 마음의 긴장을 풀어준다.

**난이도 ★☆☆☆☆  유지 시간 30초, 1회**

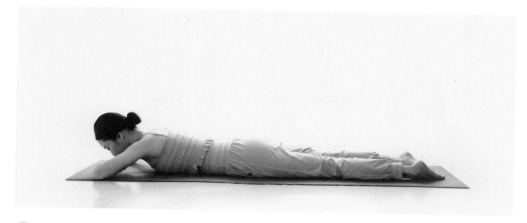

01  엎드린 자세에서 양손을 얼굴 앞에 두고 손등끼리 자연스럽게 포개어 준다.

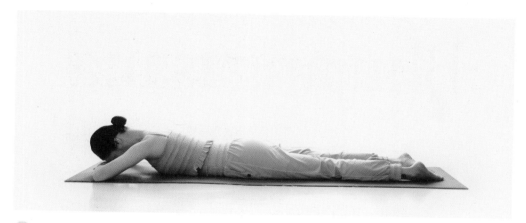

02  손등 위에 이마를 대고 어깨의 긴장을 푼다.

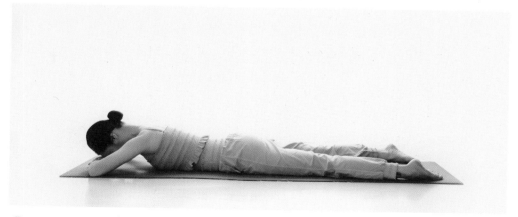

03  다리는 넉넉하게 벌려 발끝의 긴장을 완전히 풀어준 뒤 약 30초간 자세를 유지한다.

**BONUS TIP**

· 이마를 손등 위에 올려놓기 불편하다면 뺨을 가져다 대어도 괜찮다.

# 4
## 엎드린 자세

# Bhujangasana

02 • 부장가아사나(뱀자세)

대표적인 후굴자세로 기본 중에 기본이라고 할 수 있다.
가슴을 열어주면서 척추의 유연성을 돕는다.
또한, 어깨를 열어 팔의 근력도 키울 수 있다.

난이도 ★★☆☆☆　유지 시간 30초, 3회 반복

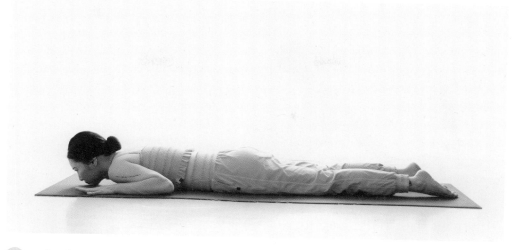

01 엎드린 자세에서 양손을 얼굴 옆 바닥에 댄다. 이때, 겨드랑이를 붙이며 손가락을 넓게 펼친다.

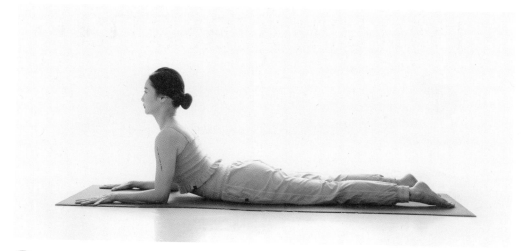

02 두 발은 골반 넓이로 벌린 뒤 숨을 들이마실 때 어깨 밑에 팔꿈치가 오도록 하며 상체를 살짝 들어 올려 정면을 바라본다.

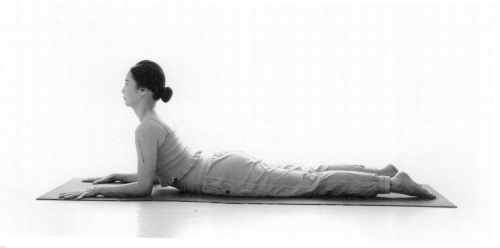

03 어깨를 뒤로 하고 최대한 가슴을 활짝 연 뒤 엉덩이를 살짝 조인다.

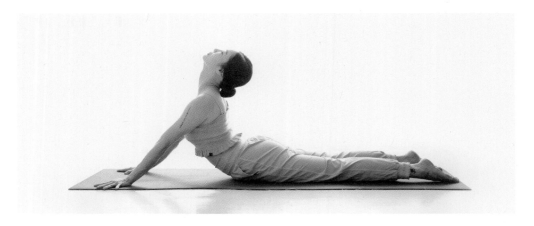

04 팔꿈치를 완전히 쭉 펴고 고개를 위로 든 후 눈을 감고 약 30초간 유지한다.

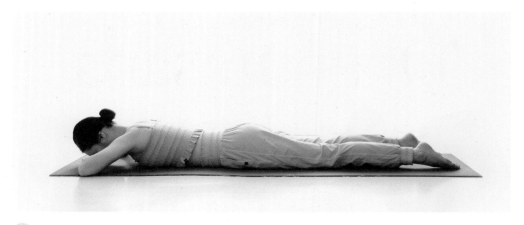

05 배꼽부터 가슴, 턱 순으로 내려와 앞에서 배운 '마카라사나'로 휴식한다.

---

**BONUS TIP**

· 허리만 무리하게 꺾지 말아야 한다. 가슴을 내밀 때 쇄골을 가로로 펴서 어깨를 뒤로 밀어 내리려고 노력해야 한다.
· 척추질환이 있거나 허리디스크를 겪고 있다면 팔꿈치를 구부린 상태에서 머무르도록 한다.

# 4
## 엎드린 자세

# Dhanurasana

**03** • 다누라아사나(활 자세)

복부기관을 자극하며 소화를 돕고
변비 해소에 도움을 준다.
틀어진 척추를 교정하는데 도움이 된다.

**난이도 ★★☆☆☆  유지 시간 30초, 3회 반복**

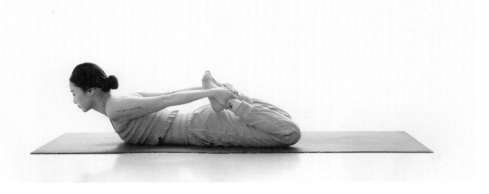

01 엎드린 자세에서 두 팔을 뒤로 뻗은 뒤 양 무릎을 구부려 발등 또는 발목을 잡는다.

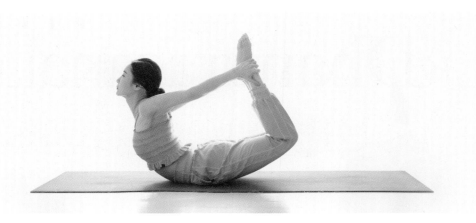

02 숨을 들이마실 때 상하체를 들어 올려 복부만 바닥에 닿도록 한다.

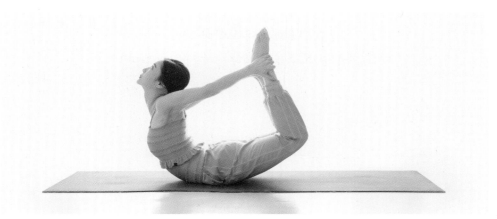

03 가슴을 활짝 열고 허벅지를 바닥에 떨어트린 뒤 시선은 위로 들어 올린다. 약 30초간 유지한 후
자세를 풀어준다.

---

**BONUS TIP**

· 발등이 잡히지 않는 경우 수건이나 스트랩을 이용해 진행한다.
· 가슴을 열고 허벅지를 바닥에 떨어트릴 때 최대한 몸으로 활 모양을 만들기 위해 노력한다.

# 4
## 엎드린 자세

# Lie Down & Relax Your Shoulders

**04 • 엎드려 어깨 풀어주기**

닫힌 어깨를 열어주며
뭉친 어깨 근육을 부드럽게 이완시켜준다.

**난이도 ★☆☆☆☆ 유지 시간 2분, 1회**

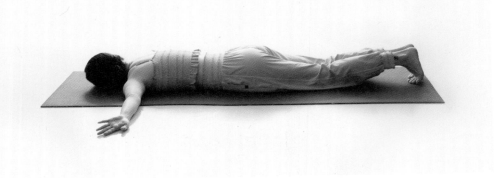

01 엎드린 상태에서 양팔을 어깨 넓이만큼 벌려주며 두 발을 모으고 왼쪽 뺨을 바닥에 둔다. 이때, 손등이 바닥을 향하게 한다.

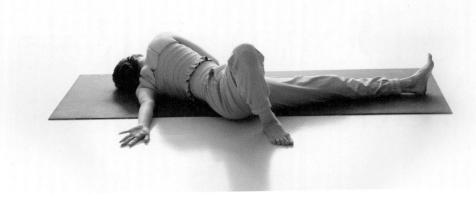

02 숨을 들이마시며 오른쪽 무릎을 접은 뒤 다시 숨을 내쉴 때 왼쪽 바닥으로 넘겨 발바닥을 바닥에 댄다.

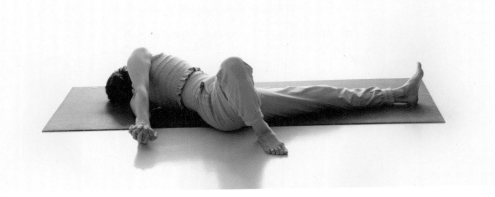

03 숨을 내쉴 때마다 엉덩이를 낮추고 오른팔을 뒤로 보내 두 손을 깍지를 끼며 머무른다. 턱을 당긴 상태에서 눈을 감고 약 2분간 유지한 후 천천히 자세를 푼다. 반대쪽도 동일하게 진행한다.

---

**BONUS TIP**

· 구부린 다리를 펼 수 있다면 펴는 것이 좋다.
· 손깍지를 끼기 어렵다면 생략해도 괜찮다.
· 어깨가 많이 불편한 경우 벌린 팔을 아래로 내려 가능한 가동 범위까지만 진행한다.

# 4

## 엎드린 자세

✳

# Bend Your Knee & Lift

**05** • **무릎 구부려 들어 올리기**

엉덩이 근육을 많이 사용하는 동작으로
허리 강화는 물론 복부 강화에도 도움을 준다.

———

**난이도 ★☆☆☆☆ 유지 시간** 5초, 10회 반복

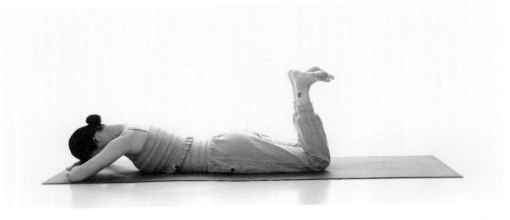

01 엎드린 상태에서 양손을 포갠 뒤 손등 위에 이마를 둔다. 이때, 두 무릎은 90도가 되게 접는다.

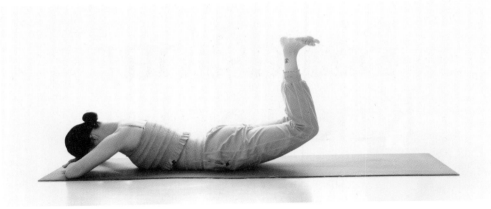

02 숨을 들이마시면서 하체에 힘을 주어 바닥에 닿아있던 허벅지와 무릎을 떨어트린다.

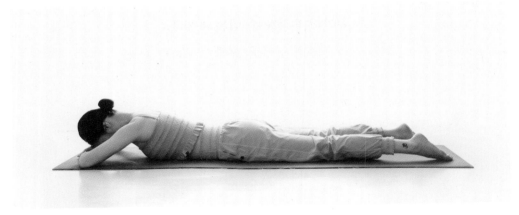

03 약 5초간 유지한 후 숨을 내쉴 때 원래 자세로 돌아간다. 이를 10회 반복한다.

---

**BONUS TIP**

· 발뒤꿈치가 몸 쪽으로 오지 않게 다리 각도가 90도에서 벗어나지 않도록 노력하며 발뒤꿈치와 엉덩이는 멀어지게 한다.
· 복부와 엉덩이에 오는 자극에 집중하며 진행한다.

# 4
## 엎드린 자세

# Balasana

**06** • 발라아사나(아기 자세)

몸과 마음의 전체적인 긴장을 풀어주며
편안히 휴식할 수 있는 자세다.
노폐물 배출에도 효과적이다.

---

**난이도 ★☆☆☆☆ 유지 시간 1분, 1회**

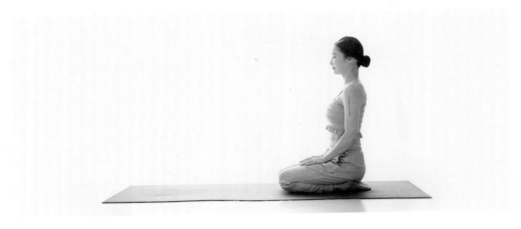

01　무릎을 꿇은 상태에서 엉덩이를 발뒤꿈치 위에 올려 앉는다.

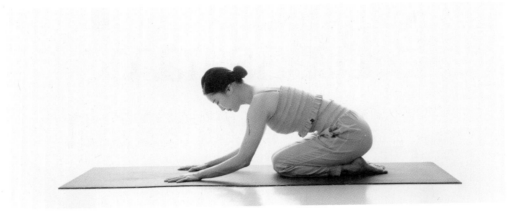

02　천천히 호흡하다가 숨을 내쉴 때 양손을 바닥에 짚고 내려간다.

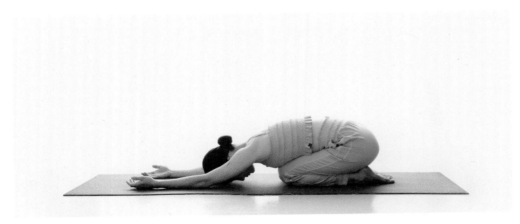

03　이마를 바닥에 댄 뒤 손바닥이 천장을 향하게 하며 상체의 긴장을 풀어 자세를 유지한다.

---

**BONUS TIP**

· 엉덩이가 뜬다면 무릎을 양쪽으로 벌려 내려가는 것도 방법이다.
· 어깨나 상체에 힘이 들어가 불편한 경우 양손을 포개어 손등에 이마를 대고 휴식한다.

# 5
## 기어가는 자세

# Bitilasana & Marjaryasana

01 • 비틸라사나&마르자리아사나(소, 고양이 자세)

척추의 유연성을 키우고
요통 완화에도 도움을 준다.

난이도 ★☆☆☆☆  유지 시간 10초, 5회 반복

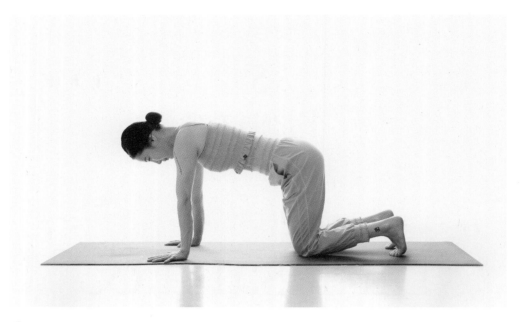

01 자리에 엎드려 마치 기어가는 듯한 자세를 취하고 양손과 양 무릎을 어깨 넓이 만큼 벌려준다. 이 때, 어깨 아래에 손목이 오도록 한다.

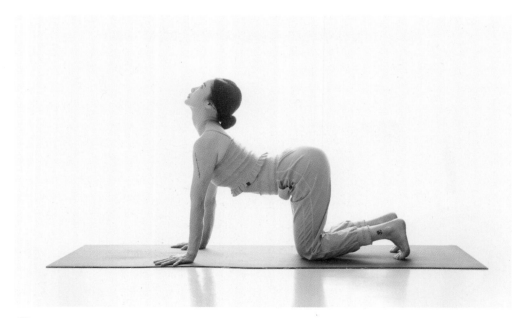

02 숨을 들이마시며 허리를 아래로 내리고 가슴을 열어 천장을 바라본다.

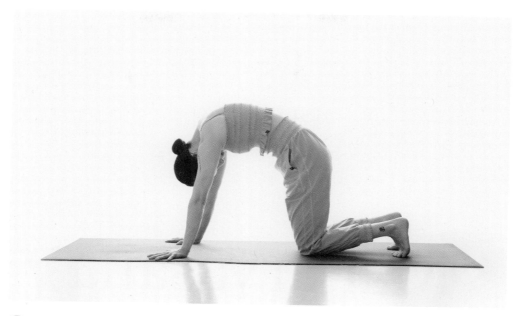

03 숨을 내쉴 때 꼬리뼈부터 등을 둥글게 말아 복부를 당기고 시선은 배꼽을 향한다.

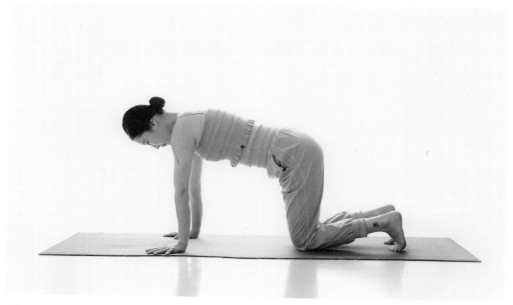

04 약 10초간 5회 반복 후에 다시 ①의 자세로 돌아온다.

## BONUS TIP

· 팔꿈치가 너무 펴져서 과신전 되지 않게 한다.
· 손가락을 넓게 펼쳐서 손바닥과 바닥에 뜨는 공간 없이 밀어내는 것이 좋다.
· 발가락을 당겨도 좋고 발등을 바닥에 놓아도 된다. 발등을 바닥에 놓았을 때는 발뒤꿈치와 발끝이 일직선이 되게 한다.
· 무릎이 불편하면 담요나 수건을 깔고 진행한다!

# 5
## 기어가는 자세

# Marjaryasana Type 1

02 • 마르자리아사나 변형 1(기는 자세에서 다리 스트레칭)

부종 제거에 효과적이며
다리 라인을 예쁘게 만들 수 있다.

난이도 ★☆☆☆☆  유지 시간 10초, 10회 반복

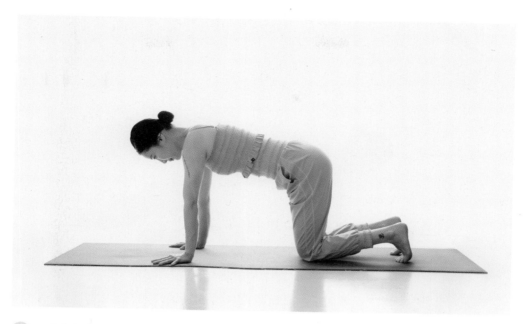

01  자리에 엎드려 마치 기어가는 듯한 자세를 취한다.

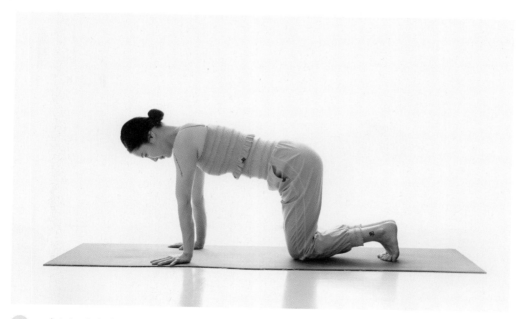

02  양손은 어깨 넓이로 벌린 뒤 양 무릎, 두 발을 모아주며 발끝을 당겨 발가락으로 바닥을 밀어낸다.

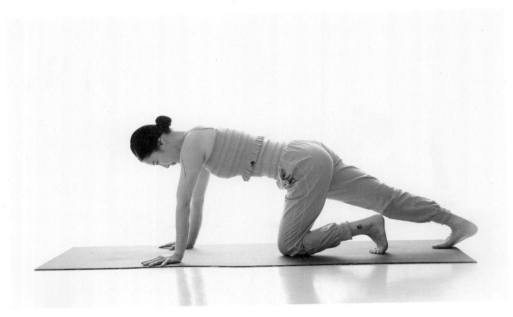

03 오른쪽 다리를 뒤로 뻗은 뒤 숨을 들이마시고 다시 내쉴 때 발뒤꿈치가 바닥에 닿도록 하고 밀어
낸다.

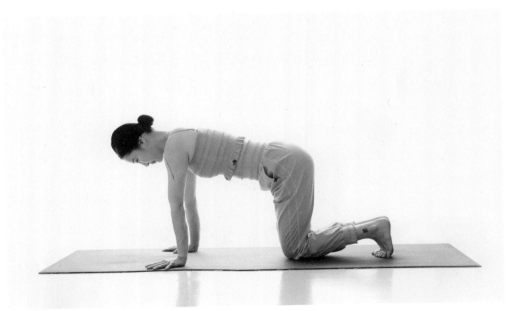

04 숨을 마실 때 원래 자세로 돌아오고, 내쉴 때 다시 밀어내는 것을 10초씩 10회 반복 후 반대쪽도
같은 방법으로 시행한다.

## BONUS TIP

· 발뒤꿈치가 바닥에 닿지 않지만 닿는다는 느낌으로 할 수 있는 만큼 무릎을 쭉 펴서 발뒤꿈치를 밀어내면 된다.
· 손가락을 넓게 펼쳐서 손목에 과한 힘이 들어가지 않도록 한다.
· 무릎이 아프면 담요나 수건을 깔고 진행한다.

# 5
## 기어가는 자세

# Marjaryasana
# Type 2

**03** • **마르자리아사나 변형 2(골반 열기)**

골반을 열어주어 고관절 유연성을 키운다.
또한, 골반의 균형을 맞추며
척추의 유연성도 함께 길러준다.

---

**난이도 ★☆☆☆☆   유지 시간** 10초, 5회 반복

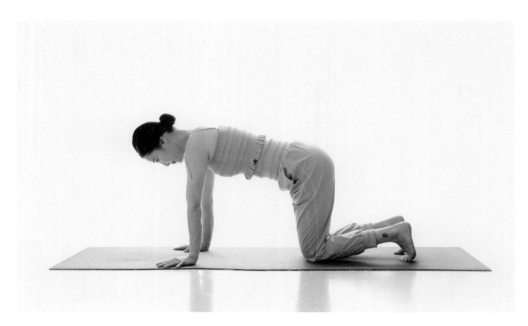

01 자리에 엎드려 마치 기어가는 듯한 자세를 취한다.

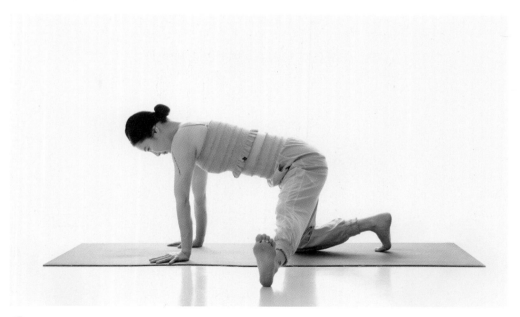

02 양손을 어깨 넓이로 벌려주며 왼쪽 다리를 옆으로 뻗어 발끝을 당겨준다.

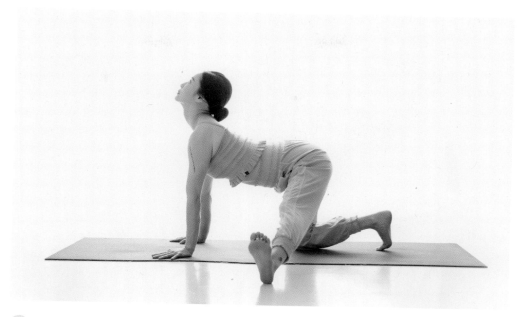

03　숨을 들이마실 때 허리를 아래로 내리고 가슴을 열어 천장을 바라본다.

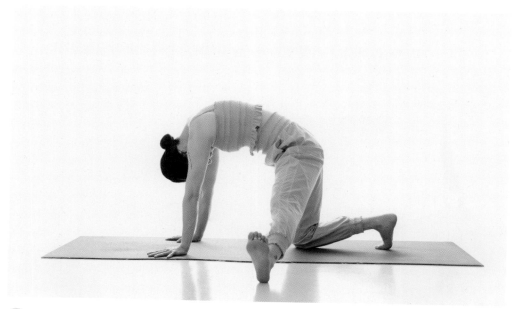

04　숨을 내쉴 때 꼬리뼈부터 등을 둥글게 말아 복부를 당기고 배꼽을 바라본다. 약 10초씩 5회 반복 후 반대쪽도 동일하게 진행한다.

---

## BONUS TIP

· ③의 동작에서 천장을 바라보기 힘들다면 정면 또는 코끝을 응시한다.
· 다리를 옆으로 뻗기 힘든 경우 기본 고양이 자세를 해도 좋다.
· 무릎이 아프다면 담요나 수건을 깔고 진행한다.
· 상하체, 팔과 다리에 체중이 골고루 실리도록 한다.

# 5
## 기어가는 자세

# Marjaryasana Type 3

04 • 마르자리아사나 변형 3(기어가는 자세에서 팔다리 들어 균형잡기)

균형 감각이 좋아지며
집중력 향상에도 도움을 준다.
팔 근육과 복부 근육을 키우는 데도 효과적이다.

**난이도** ★☆☆☆☆  **유지 시간** 10초, 2회 반복

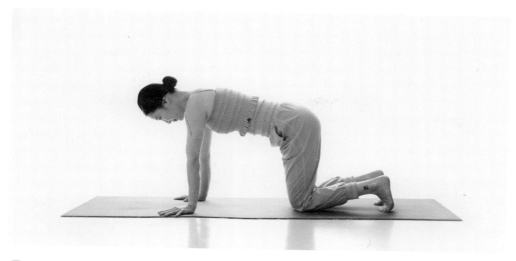

01 자리에 엎드려 마치 기어가는 듯한 자세를 취한다.

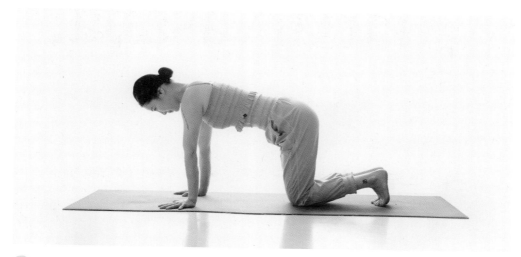

02 양손은 어깨 넓이로 벌린 뒤 양 무릎, 두 발을 모아주며 발끝을 당긴다.

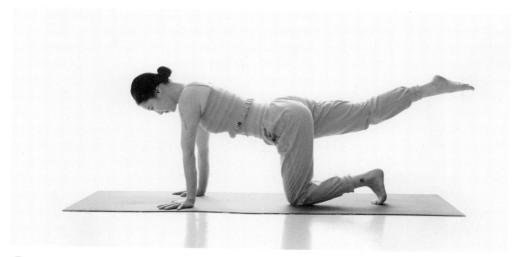

03 오른쪽 다리를 뒤로 뻗어 숨을 들이마실 때 들어 올린다.

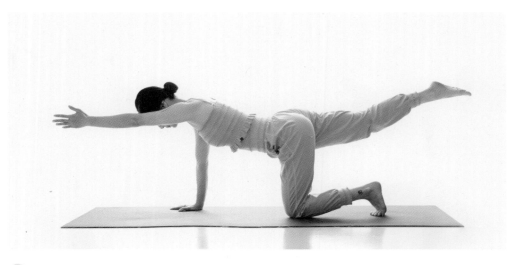

04 숨을 내쉴 때 왼손을 정면으로 들어 올린다.

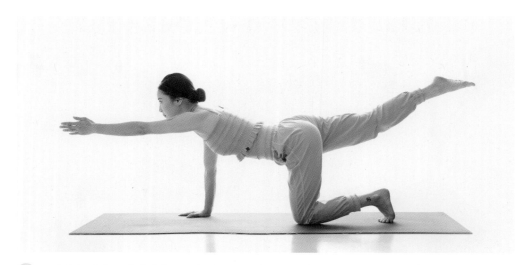

05 정면을 바라본 상태에서 손끝과 발끝을 밀어내며 균형을 잡아 약 10초간 유지한다. 이때, 상하체
는 물론이거니와 팔과 다리에 체중이 골고루 실리도록 노력한다.

**BONUS TIP**

· 골반이 열리지 않게 주의한다.
· 시선은 흔들리지 않게 한곳을 바라보며 집중한다.
· 무릎이 아프다면 담요나 수건을 깔고 진행한다.

# 5
## 기어가는 자세

# Marjaryasana Type 4

**05** • 마르자리아사나 변형 4(고양이 활 자세)

균형 감각이 좋아지며 집중력 향상에도 도움이 된다.
또한, 팔근육과 복부 근력을 키우는데도 효과적이다.
가슴과 골반이 열리며 부드럽게 이완된다.

**난이도 ★☆☆☆☆ 유지 시간 10초, 2회 반복**

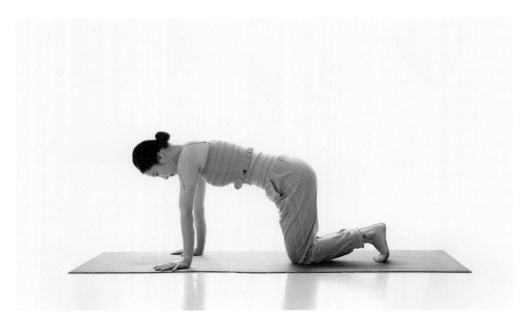

01 자리에 엎드려 마치 기어가는 듯한 자세를 취한다. 이때, 양손은 어깨 넓이로 벌린 뒤 양 무릎, 두 발을 모아주며 발끝을 당긴다.

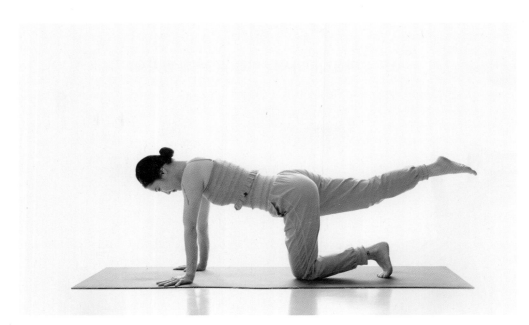

02 오른쪽 다리를 뒤로 뻗어 숨을 들이마실 때 들어 올린다.

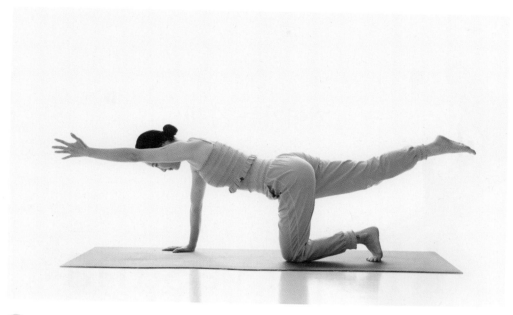

03 숨을 내쉴 때 왼손을 정면으로 들어 올린다.

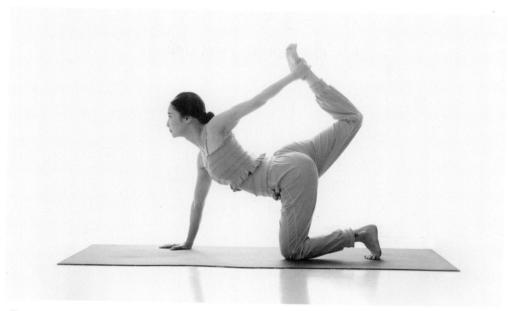

04 오른쪽 무릎을 구부려 왼손으로 발등 또는 발목을 잡고 천천히 호흡한다. 이때, 가슴을 활짝 열고
발끝을 머리 위쪽으로 들어 올린 뒤 균형을 잡는다.

---

**BONUS TIP**

· 상하체 팔다리에 적절히 골고루 체중을 실어야 한다.

· 시선은 흔들리지 않게 한곳을 바라보며 집중한다.

· 무릎이 아프다면 담요나 수건을 깔고 진행한다.

# 5
## 기어가는 자세

# Marjaryasana Type 5

**06** • 마르자리아사나 변형 5(비틀기)

몸의 독소를 배출하거나
군살을 제거하는 데 도움을 준다.
복부 근육을 키울 수 있으며 균형감각 향상에도 효과적이다.

**난이도 ★☆☆☆☆  유지 시간** 10초, 2회 반복

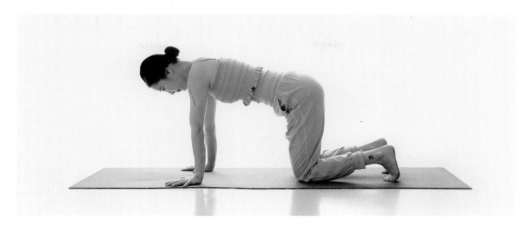

01 자리에 엎드려 마치 기어가는 듯한 자세를 취하고 양손과 양 무릎을 골반 넓이 만큼 벌려준다.

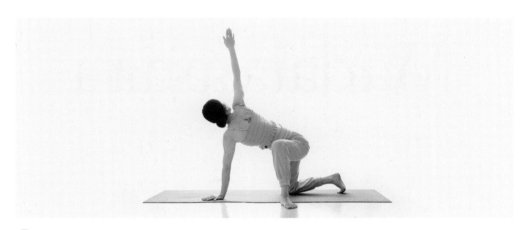

02 왼쪽 무릎을 90도로 세워 발끝을 바깥쪽으로 돌리고, 오른 팔을 위로 뻗은 뒤 시선은 손끝을 바라본다.

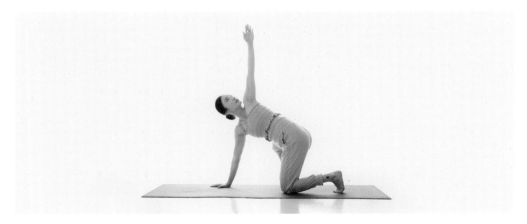

03 약 10초간 자세를 유지한 후 한 번 더 진행한다. 반대쪽도 동일한 방법으로 2세트 진행한다.

---

**BONUS TIP**

· 골반과 엉덩이가 아래로 내려가지 않게 한다.
· 상하체, 팔과 다리에 체중이 골고루 실리도록 한다.
· 무릎이 아프다면 담요나 수건을 깔고 진행한다.

# 5
## 기어가는 자세

# Vidalasana

**07** • 비달라아사나(고양이 등 펴기 자세)

뭉친 어깨를 풀어주는 대표적인 자세.
척추를 부드럽게 이완시켜주며
목과 어깨 등 주변까지 근육을 풀어준다.

---

**난이도** ★☆☆☆☆  **유지 시간** 1분 30초 이상, 1회

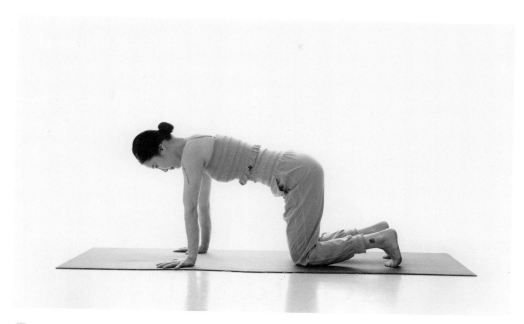

01    자리에 엎드려 마치 기어가는 듯한 자세를 취한다.

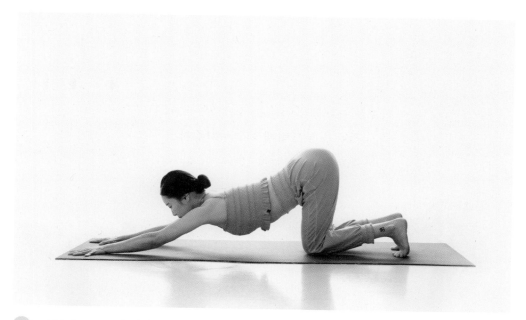

02    양손을 30cm 앞 바닥에 대고 천천히 호흡하며 가슴과 겨드랑이를 바닥 가까이 아래로 내린다.

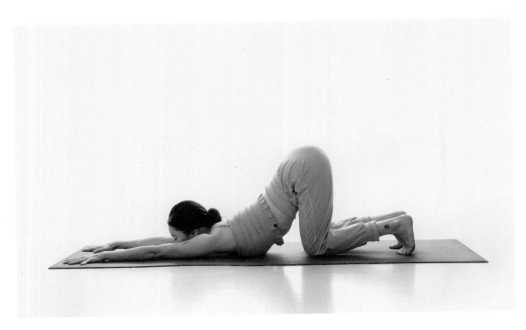

03    턱 또는 이마를 바닥에 대고 머무른다.

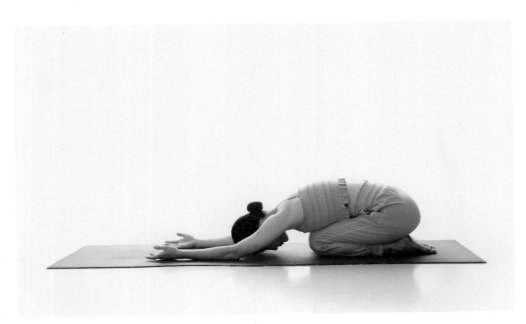

04    약 1분 30초 이상 머무른 뒤 천천히 엉덩이를 뒤로 가져가 아기 자세에서 휴식한다.

---

**BONUS TIP**

· 무릎이 골반 아래 일직선으로 위치하게 한다.
· 어깨가 불편하다면 양손으로 양 팔꿈치를 잡고 가슴을 바닥에 댄다.
· 초보자는 가슴 아래 담요 또는 블록을 대고 유지한다.

# 5
## 기어가는 자세

# Adho Mukha Svanasana

### 08 • 아도무카스바나아사나(견상 자세)

등과 어깨 근육의 긴장을 풀어주고
전신을 늘리며 스트레칭할 수 있다.

**난이도** ★☆☆☆☆  **유지 시간** 30초, 3회 반복

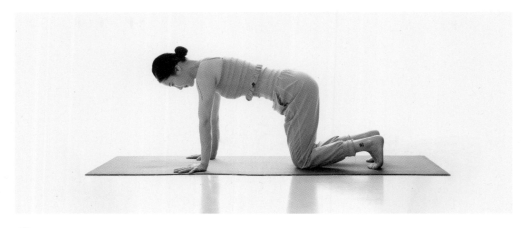

① 자리에 엎드려 마치 기어가는 듯한 자세를 취하고 양손은 어깨너비로, 양 무릎은 골반너비로 벌려준다.

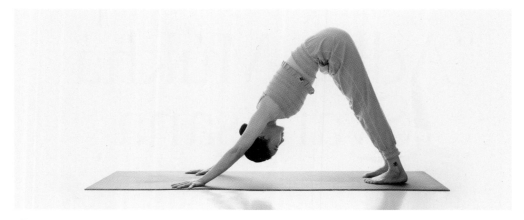

② 천천히 호흡하며 팔과 다리를 쭉 펴고 엉덩이를 든 후 발뒤꿈치를 바닥에 내리고 발바닥 전체가 바닥에 닿게 한다. 이를 약 30초간 유지하며 3번 반복한다.

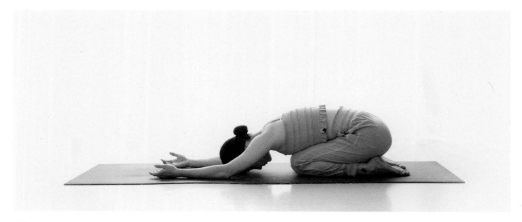

③ 천천히 무릎을 꿇고 팔을 쭉 펴서 아기 자세로 돌아가 잠시 휴식한다.

---

**BONUS TIP**

· 어깨를 바닥으로 너무 누르지 않고, 어깨와 목에 과한 힘이 들어가지 않는다.

· 시선은 발과 발 사이 또는 배꼽에 둔다.

· 발뒤꿈치가 바닥에 닿지 않는다면 발뒤꿈치를 들고 무릎을 구부려 배와 허벅지를 가깝게 한다.

· 다리 뒤쪽이 당긴다고 해서 체중이 어깨로 또는 손목으로 가지 않게 무릎을 굽혀서 서서히 조금씩 늘린다.

# 요가의 8단계

요가를 시작한 사람이라면 반드시 알아야 하는 '파탄잘리 요가 수트라'의 요가 8단계를 소개한다.

**STEP 8**
**Samadi**
**깨달음, 해탈**

| STEP 7  Dayana  명상 |
| --- |

| STEP 6  Dharana  집중 |
| --- |

| STEP 5  Pratyahara  감각 |
| --- |

| STEP 4  Pranamaya  호흡 |
| --- |

| STEP 3  Asana  자세 |
| --- |

| STEP 2  Niyama  개인적 행위 | | | | |
| --- | --- | --- | --- | --- |
| Saucha<br>신체청결 | Santosa<br>만족 | Tapas<br>자아연구 | Svadhyaya<br>고행, 자기훈련 | Isvara pranidhana<br>신에 대한 헌신 |

| STEP 1  Yama  도덕률 | | | | |
| --- | --- | --- | --- | --- |
| Ahimsa<br>불살생, 비폭력 | Satya<br>진실 | Aasteya<br>탐하지 않음 | Brahmacharya<br>금욕 | Aparigraha<br>무소유 |

**STEP 1**

**야마 Yama : 도덕률**

보편적 도덕률, 윤리적인 지침의 단계다. 사회와 타인 그리고 생활 속에 지켜야 하는 규범을 의미하기도 한다. 이 안에는 다섯 가지의 요소가 존재한다.

① 아힘사 Ahimsa: 비폭력, 해치지 않음
② 사트야 Satya: 진실, 솔직함, 거짓 없음
③ 아스테야 Aasteya: 도둑질 하지 않음, 탐하지 않음
④ 브라마차리야 Brahmacharya: 순결, 금욕
⑤ 아파리그라하 Aparigraha: 무소유

**STEP 2**

## 니야마 Niyama : 개인적 행위

타인이 아닌 자신과의 관계에서 스스로 지켜야할 지침이다. 일상생활에서 개인적인 수행에 적용되는 행동이나 규율을 말한다. 이 안에는 다섯 가지의 요소가 존재한다.

① 싸우차 Saucha: 청정함, 청결함
② 싼토샤 Santosa: 가진것에 대한 만족
③ 타파스 Tapas: 열정적인 노력, 자기제어, 정화
④ 스와디야야 Svadhyaya: 자아의 교육, 신성한 학문 경전을 연구, 배운 것을 스스로에게 적용함
⑤ 이스와라 프라니다나 Isvara pranidhana: 자신의 행위와 의지를 절대 신성에 헌신함

**STEP 3**

## 아사나 Asana : 자세

육체적 자세 행법으로 육체를 건강하게 해 삶과의 조화를 이루도록 한다.
이때, 아사나는 안정되고 편안한 자세여야 한다.

**STEP 4**

## 프라나마야 Pranamaya : 호흡

호흡의 길이와 속도를 조절하는 단계이다. 마시는 호흡, 내쉬는 호흡, 멈추는 호흡 등이 포함된다.
스스로의 생명력을 조절한다는 의미도 있다. 호흡의 종류는 다음과 같다.

① 완전 호흡   ② 우짜이 호흡   ③ 카팔라바티 호흡   ④ 나디쇼다나 호흡   ⑤ 시탈리 호흡

**STEP 5**

## 프라티아하라 Pratyahara : 감각

감각을 외부 자극으로부터 내면으로 가져오는 단계이다. 통제를 의미하기도 한다.

**STEP 6**

## 다라나 Dharana : 집중

한 곳에 집중해야 하는 단계이다. 이때, 마음은 안정되어야 한다. 정신 집중을 할 수 있도록 최대한 연습해야 한다.

**STEP 7**

## 디야나 Dayana : 명상

집중이라는 흐름이 방해 받지 않을 때 일어나는 상태를 말한다. 집중의 연속. 명상에 완전 집중 할 때와 같다.

**STEP 8**

## 사마디 Samadi : 깨달음, 해탈

요가의 최종 목적지다. 육체와 감각 기능은 잠을 자는 듯 마는 듯 하지만, 마음의 작용과 의식은 깨어있다. 기쁨과 평화의 상태라고도 할 수 있다. 깨달음의 상태는 끝이 없으며, 매 순간 깨달음의 상태로 현재를 살아가게 된다.

# Part 5
# Ritual
# Asana

## 마음을 다스리는 리추얼 아사나

아무런 이유 없이 갑자기 눈물이 나거나 화가 치솟을 때,
내 안의 감정들이 소용돌이쳐 어찌할 바를 모를 때 여기를 주목하자.
당신의 마음을 어루만져주고 심신의 안정을 되찾아줄 리추얼 아사나를 소개한다.

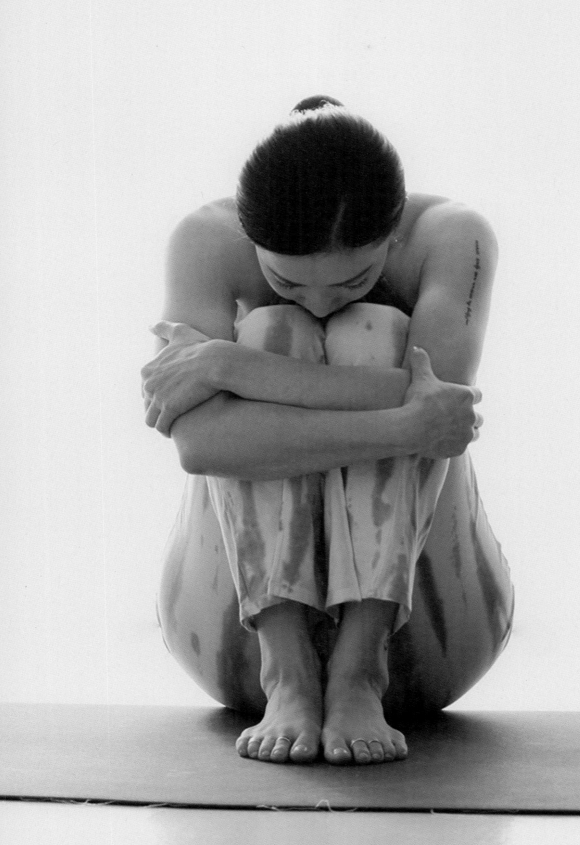

# 1
## 스트레스

# Padmasana

01 • 파드마아사나 (결가부좌)

편안한 자세로 호흡하는 것만으로도
집중력이 좋아지며, 하체 관절에
유연성을 키울 수 있다.

––––

**난이도** ★★★★☆  **유지 시간** 5분, 2회 반복

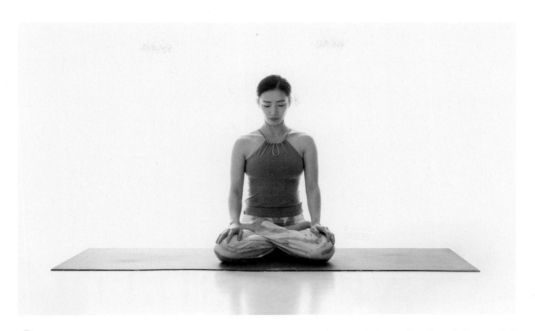

01 　편하게 앉은 자세에서 오른쪽 다리를 구부려 왼쪽 고관절 위로 올려놓는다. 왼쪽 다리도 구부려
　　오른쪽 고관절 위에 올려놓는다.

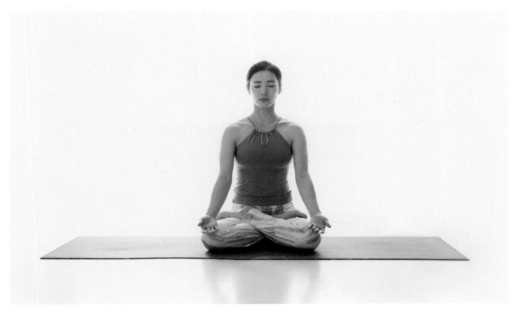

02 　양손을 무릎 위에 두고 자세를 유지하며 천천히 호흡한다. 약 5분간 자세 유지 후 반대쪽도 같은
　　방법으로 진행한다.

---

**BONUS TIP**

· 자세가 어렵다면 한 다리씩 번갈아 가며 반대쪽 고관절 위에 올려놓은 상태에서 호흡하는 것도 좋은 방법이다.
· 무릎 위에 올려둔 손은 방향 상관없이 최대한 편안하게 두면 된다.

# 1
## 스트레스

# Vajrasana

02 • 바즈라아사나 (금강자세)

체중으로 다리를 가볍게 눌러주면서
무릎과 발목의 유연성을 길러준다.
더불어 몸과 마음의 안정을 돕는다.

———

**난이도 ★★★★☆ 유지 시간 5분, 1회**

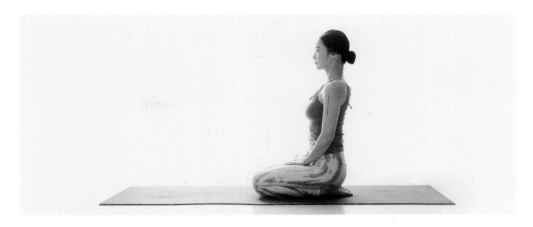

01 무릎을 꿇은 뒤 엄지발가락을 붙이면서 발뒤꿈치를 열고 그 사이에 엉덩이를 낮추며 허리를 곧게 펴서 바르게 앉는다.

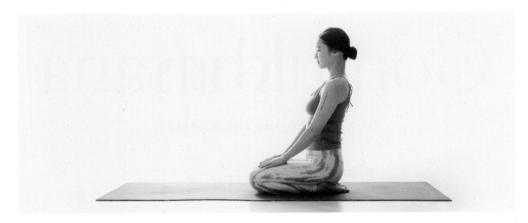

02 손등이 천장을 향할 수 있게 양손을 무릎 위에 올려둔다.

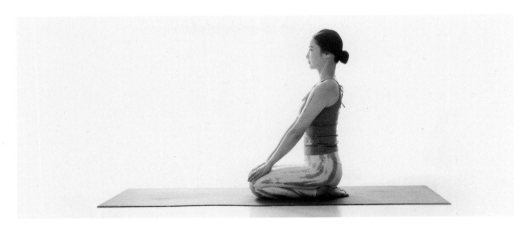

03 엄지와 검지를 모아서 '친 무드라(43p 참고)'를 진행하며 눈을 감고 천천히 호흡한다.

---

**BONUS TIP**

· 진행 과정 중에 무릎이나 발목에 통증이 온다면 자세를 바로 풀어준다.

· 허리를 꺾지 않고 복부를 당기며 최대한 허리를 곧게 펼 수 있도록 노력한다.

· 어깨는 아래쪽으로 내려주며 긴장을 푼다.

# 1
## 스트레스

# Gomukhasana

**03** • 고무카아사나(어깨 교정 아사나)

닫혀 있는 어깨와 굽어있는 등을 펴주고
어깨의 유연성을 길러준다.

---

**난이도 ★★☆☆☆  유지 시간 1분, 2회 반복**

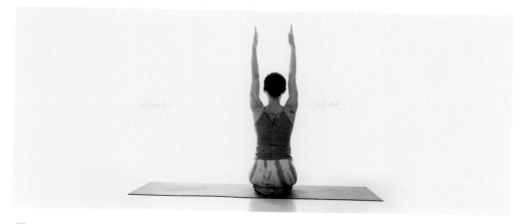

01    앞에서 배운 '바즈라아사나'로 앉은 뒤 두 팔을 위로 뻗어 만세하며 숨을 들이마신다.

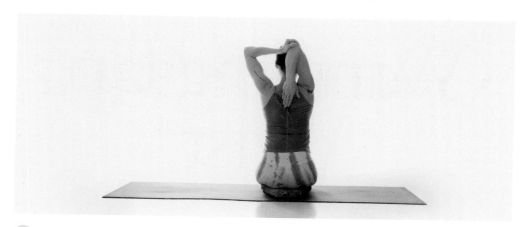

02    다시 숨을 내쉴 때 오른쪽 팔꿈치를 구부려 아래로 지그시 당겨준다.

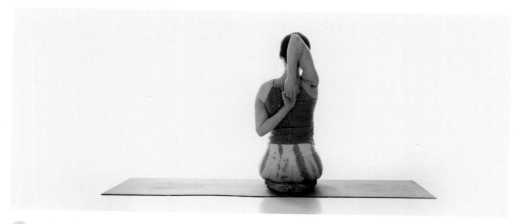

03    열 번 정도 호흡하며 ②의 동작으로 머물렀다가 왼팔을 뒤로 보내 양손을 잡는다. 1분간 유지한
      후 반대쪽도 동일한 방법으로 진행한다.

---

**BONUS TIP**

· 동작 시 손이 잡히지 않는 경우 수건을 사용해 진행한다.
· 도구를 사용해도 힘들다면 위쪽 팔꿈치만 눌러주어 어깨만 풀어도 좋다.

# 1
## 스트레스

# Warming Up Wrist

**04** • 손목 풀기

무리하지 않고 가볍게 손목을 당겨주는 것만으로도
손목 관절을 유연하게 해주며
손목 근육이 강화된다.

---

**난이도 ★☆☆☆☆**   **유지 시간** 30초, 3회 반복

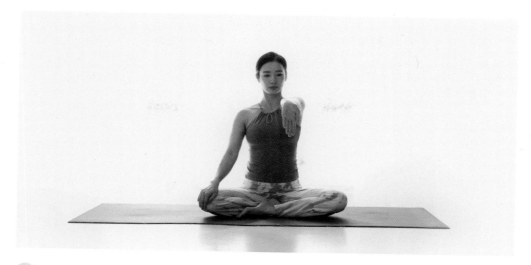

01 앞에서 배운 '수카아사나'로 앉은 후 왼팔을 앞으로 뻗어 손바닥이 정면을 향하게 하고 손가락을 모두 모아준다.

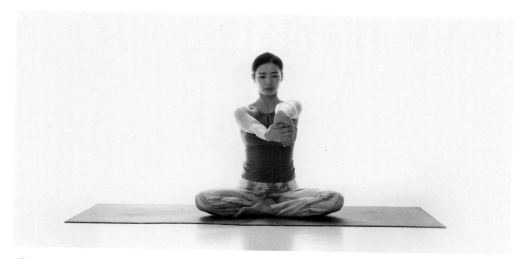

02 오른쪽 손으로 왼손의 손가락을 모두 잡고 아래 방향으로 지그시 당겨준다. 호흡하는 동안 손가락을 당겼다가 풀어주는 걸 3회 반복한다.

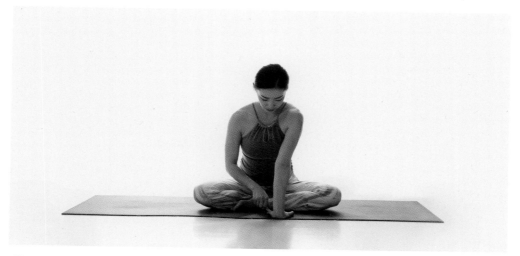

03 왼손을 아래로 떨어트린 뒤 손가락을 넓게 펼쳐 새끼 손가락부터 천천히 튕겨준다.

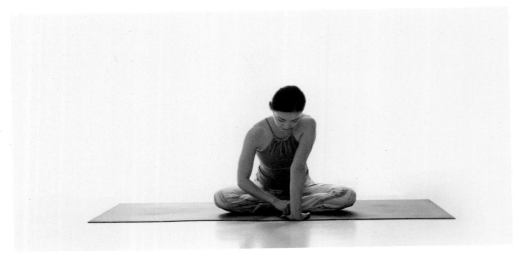

04 주먹 쥔 오른쪽 손으로 왼쪽 손을 가볍게 두들겨 준다. 이때, 손목부터 손가락 마디마디를 꼼꼼히 두드린다.

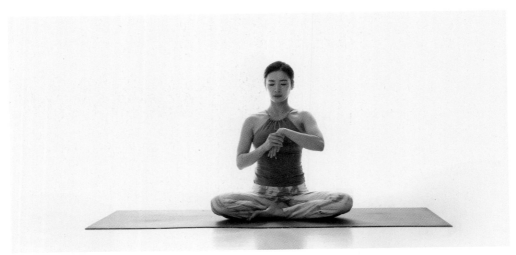

05 가슴 앞으로 손을 가져와 손등을 잡고 잠시 모았다가 풀어준다. 반대쪽도 동일한 방식으로 시행한다.

**BONUS TIP**

· 일상에서도 시간이 날 때 틈틈이 하면 좋은 스트레칭이다.
· 동작이 잘 되지 않는다고 포기하는 것은 금물! 가능한 범위 내에서 차근차근 진행해 본다.

# 1
## 스트레스

# Defensive Posture

### 05 · 방어 자세

뭉친 허리 근육을 풀고 싶을 때 또는
허리 군살을 제거하고 싶을 때 진행하면 좋다.
골반 위치도 바로 잡아주니 생리통 예방에도 효과적이다.

———

**난이도 ★☆☆☆☆  유지 시간 30초, 3회 반복**

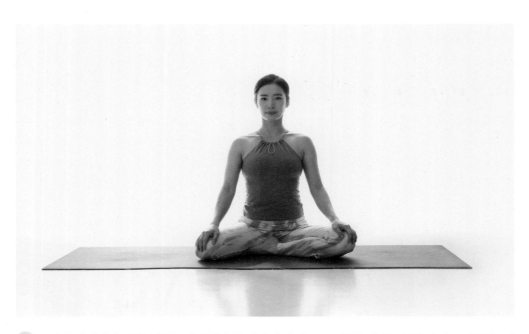

01 앉은 자세에서 왼쪽 무릎을 접어 회음부 가까이 가져오고 오른쪽 다리는 구부려 뒤로 보낸다. 이 때, 양쪽 좌골이 바닥에 닿아 무릎과 무릎이 일직선이 되도록 하고 발끝은 자연스럽게 늘려준다.

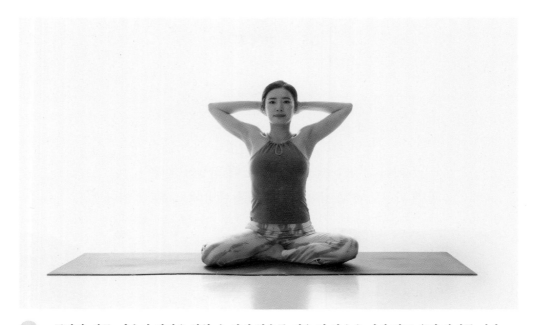

02 골반과 배꼽, 가슴이 정면을 향할 수 있게 척추를 세운 뒤 양손을 머리 뒤로 올려 깍지를 낀다.

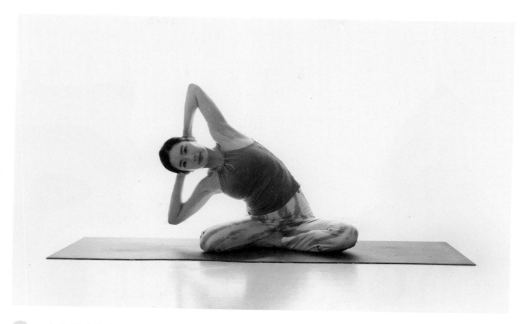

03 숨을 들이마시며 양 팔꿈치를 연 뒤 숨을 내쉬면서 천천히 오른쪽으로 기울여 내려간다.

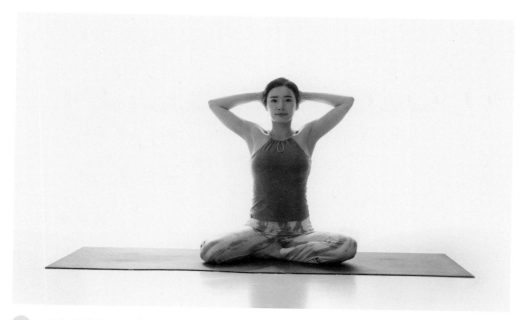

04 숨을 들이마시며 원래 자세로 돌아온다. 3회 반복 후 30초간 머무른다. 반대쪽도 동일한 방법으로 진행한다.

---

**BONUS TIP**

· 앉은 자세가 불편하게 느껴진다면 '수카아사나'로 앉아도 된다.
· 뒤로 다리를 구부렸을 때 발목이 아픈 경우 발끝을 당겨도 된다.
· 엉덩이 좌골이 많이 뜬다면 담요나 수건을 대고 앉도록 한다.

# 1
## 스트레스

# Yoga Mudra

### 06 · 요가 무드라(어깨 풀기)

닫힌 어깨를 열어주고 뭉친 어깨도 풀어주는 효과가 있다.
상체를 숙여 내려갈 때 복부 기관을 마사지하게 돼
소화불량에도 도움을 준다.

---

**난이도 ★☆☆☆☆  유지 시간 30초, 2회 반복**

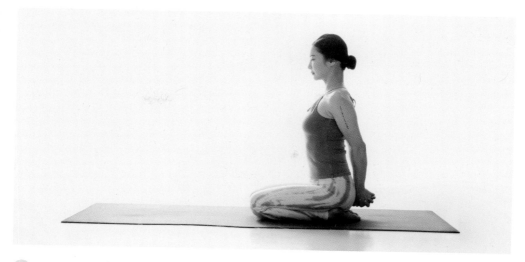

01 무릎을 꿇고 앉은 뒤 양손을 엉덩이 뒤에 두고 깍지를 끼고 손바닥을 붙여 준다.

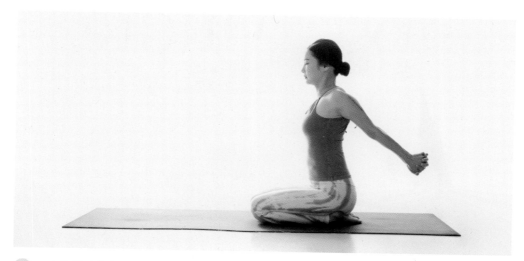

02 숨을 들이마시면서 양손을 뒤로 밀어 등과 멀어지게 한다.

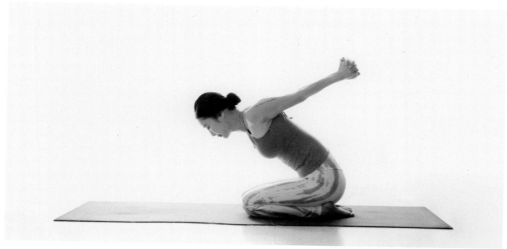

03 숨을 내쉬면서 상체를 천천히 숙여 내려간다.

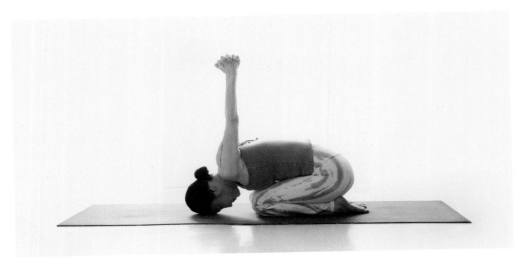

04 턱이나 이마를 바닥에 댄 상태에서 숨을 내쉴 때마다 양손을 등과 최대한 멀어질 수 있도록 한다.

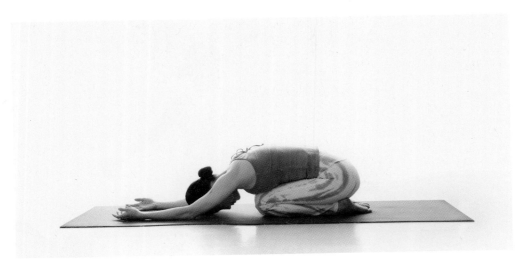

05 약 30초간 머무른 뒤 2회 반복하고 아기 자세로 천천히 돌아온다.

**BONUS TIP**

· 깍지가 되지 않는다면 수건을 이용해서 진행한다.
· 엉덩이가 뜨거나 어깨가 불편하다면 팔꿈치를 잡고 내려가거나 앉아서만 진행하여도 좋다.

# 1
## 스트레스

# Virasana

**07** • 비라사나(영웅 자세)

무릎과 발목의 유연성을 키우고,
굽은 등을 펴주는 데 도움을 준다.

---

**난이도 ★★★★☆  유지 시간 5분, 1회**

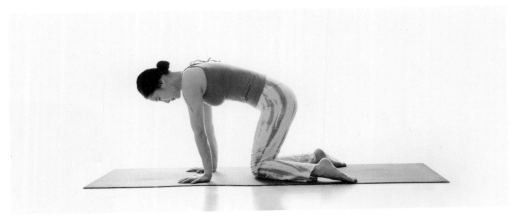

01 무릎을 꿇고 앉은 자세에서 두 손으로 바닥을 짚은 뒤 무릎을 붙이고 발끝을 열어 엉덩이를 들어본다.

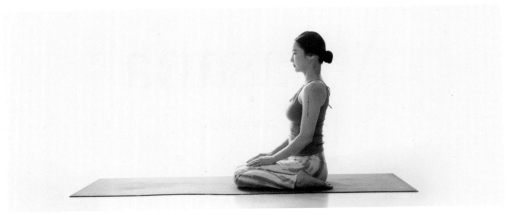

02 발등은 바닥에 닿게 한 뒤 엉덩이를 양발 사이에 넣어 양쪽 좌골을 바닥에 닿을 수 있도록 내린다. 이때, 손은 허벅지 위에 올린다.

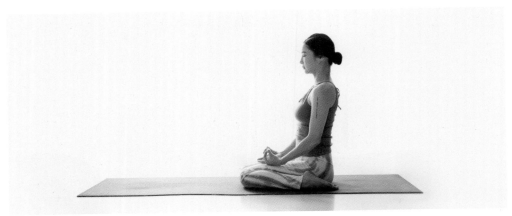

03 양손은 허벅지 위에 올려둔 후 검지와 엄지를 모아 '즈나나 무드라(42p 참고)'를 하며 호흡한다. 눈을 감고 약 5분간 유지한 후 자세를 푼다.

---

**BONUS TIP**

· 엉덩이가 바닥에 닿지 않는다면 블록, 또는 담요나 수건을 깔고 앉는다.

· 눈을 감기 불편하다면 눈을 떠서 한곳을 바라보아도 좋다.

· 자세가 힘들다면 한 다리만 구부려 앉고 반대쪽도 동일하게 진행한다.

# 1
## 스트레스

# Supta Virasana

**08** • 숩타비라사나(누운 영웅 자세)

등과 허리가 굽은 사람에게 좋은 동작이다.
발목부터 무릎, 고관절 등과 같은
하체 관절들을 부드럽게 이완시켜준다.

---

**난이도 ★★★☆☆ 유지 시간 5분, 1회**

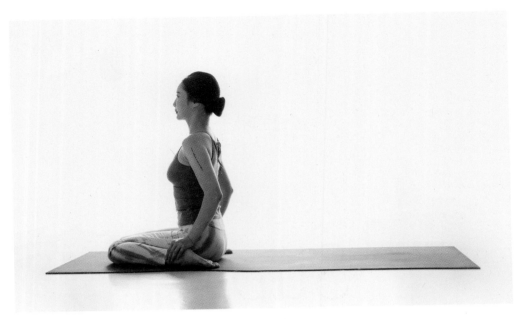

01 무릎을 꿇고 앉은 자세에서 엉덩이를 든 뒤 양발을 살짝 벌려 그 사이에 엉덩이를 밀어 넣어 앉는다.

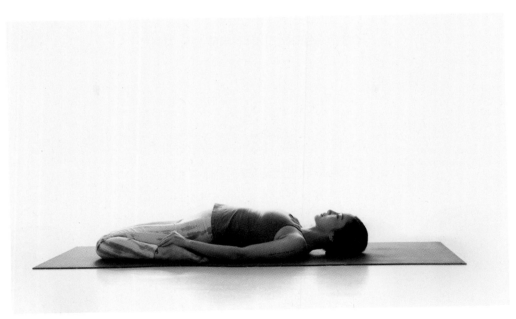

02 양손으로 발뒤꿈치를 잡고 천천히 등을 대고 눕는다.

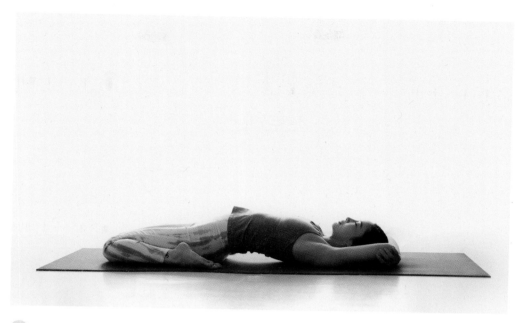

03  완전히 누운 상태에서 양손을 들어 올려 만세한 뒤 양 팔꿈치를 잡고 5분간 머무른다.

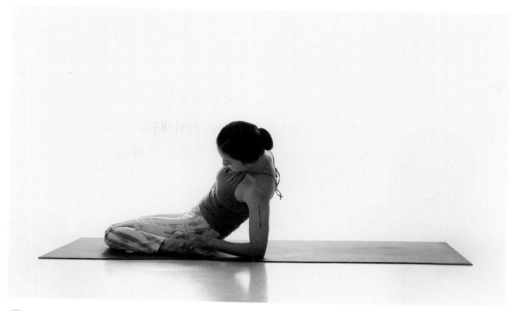

04  다시 양손으로 발뒤꿈치를 잡고 한쪽씩 기울어 올라가며 자세를 느리게 풀어낸다.

---

**BONUS TIP**

· 눕기 어렵다면 앉은 자세로 있어도 된다.
· 한 쪽다리만 구부려서 진행해도 좋다.

# 1
## 스트레스

# Savasana

**09 • 사바아사나(송장 자세)**

시체처럼 편안하게 누워 눈을 감고
모든 생각을 비우면 몸과 마음이 편안해진다.
또한, 부교감신경을 자극시켜 심신의 안정을 찾게 된다.

**난이도 ☆☆☆☆☆ 유지 시간 10분, 1회**

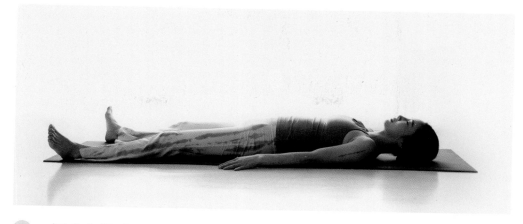

01    바닥에 자리를 잡고 누워 몸을 들썩이며 최대한 편안한 자세를 찾는다.

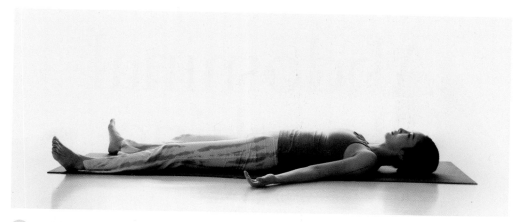

02    양손은 골반에서 한 뼘 정도 떨어진 곳에 둔다. 이때, 손바닥은 천장을 향하도록 한다.

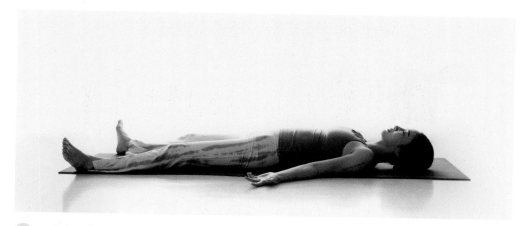

03    다리는 넉넉하게 벌려 발끝에 긴장을 완전히 풀어놓은 뒤 눈을 감고 휴식한다.

---

**BONUS TIP**

· 몸의 긴장을 완전히 풀어둔 채 가장 편안한 상태로 누워있지만, 의식은 깨어있어야 한다.
· 잠에 들듯 비몽사몽한 상태여도 괜찮다.

# 2
## 우울

# Abdominal Breathing

01 • 복식 호흡

몸의 혈액 순환을 돕고 면역력이 강화되며
부교감신경을 자극해
심신 안정에 도움을 준다.

---

난이도 ★☆☆☆☆  유지 시간 5분, 2회 반복

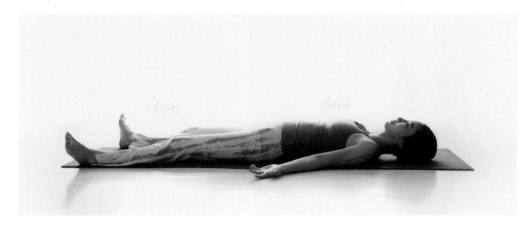

① 앞에서 배운 '사바아사나'로 눕는다.

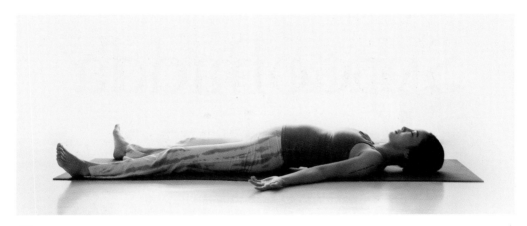

② 숨을 들이마시며 복부가 자연스럽게 부풀어 오를 수 있게 한다.

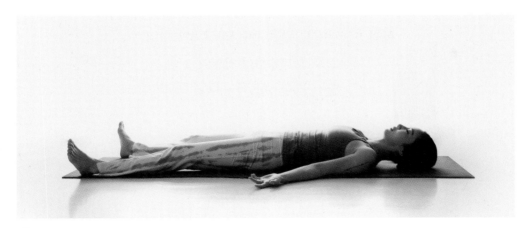

③ 숨을 내쉬면서 배꼽을 등 쪽으로 당겨 갈비뼈를 조인다. 이때, 숨을 들이마신 만큼 모두 내뱉도록
한다. 약 5분간 반복적으로 호흡하다 원래의 호흡으로 돌아온다.

---

**BONUS TIP**

· 최대한 복부에만 집중하고 호흡하며, 복부의 움직임을 면밀히 관찰하도록 한다.

# 2
## 우울

# Supta Badda Konasana

02 • 숩타 받다코나아사나(누운 나비 자세)

고관절을 유연하게 풀어주며
소화기관과 생식 기능이
좋아질 수 있도록 한다.

———

**난이도** ★☆☆☆☆ **유지 시간** 2분, 1회 반복

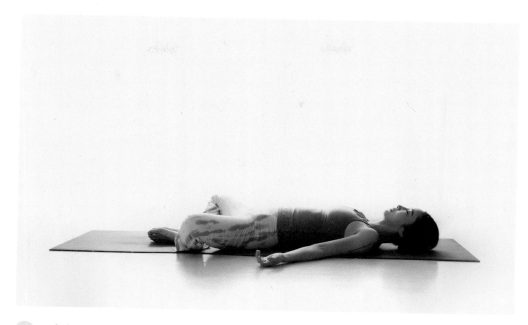

01 자리에 누워 발바닥을 서로 붙이고 무릎을 바깥쪽으로 열어 골반과 무릎의 긴장을 풀어준다.

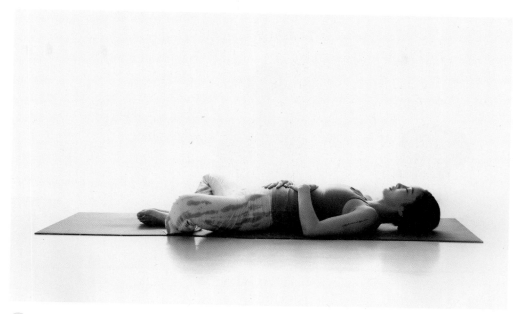

02 양손은 복부 위에 올려놓고 자연스럽게 호흡한다.

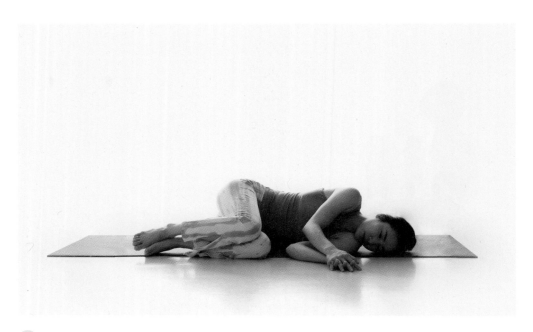

03    약 2분간 유지한 후 무릎을 중앙으로 모아 오른쪽으로 돌아눕는다.

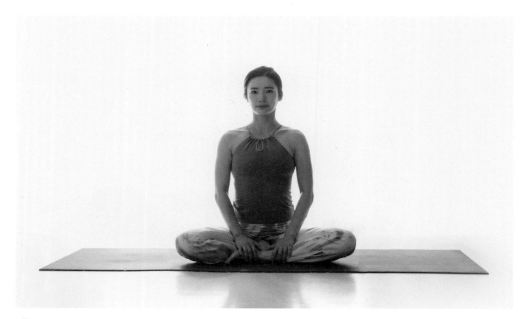

04    천천히 상체를 일으켜 자리에 앉는다.

**BONUS TIP**

· 고관절에 통증이 심하다면 양무릎 아래 담요, 또는 블록을 대고 눕는다.
· 뒤꿈치와 골반에 간격은 편안한 간격으로 유지한다.

# 2
우울

# Rolling

**03** • 롤링(구르기)

허리와 척추를 부드럽게 마사지하며
복부 근력까지 단련시킬 수 있는 동작이다.

———

**난이도** ★☆☆☆☆  **유지 시간** 3초, 30회 반복

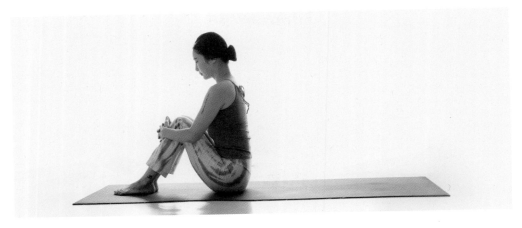

01  앉은 자세에서 양 무릎을 구부린 뒤, 양손을 무릎 바깥쪽에 깍지 낀다.

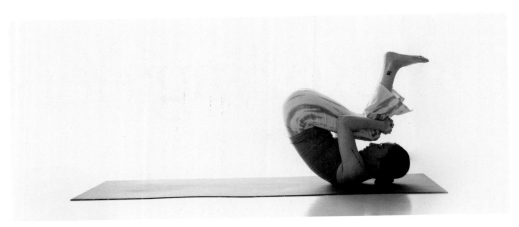

02  숨을 내쉬면서 몸의 중심을 뒤로 넘겨 천천히 굴러 내려간다.

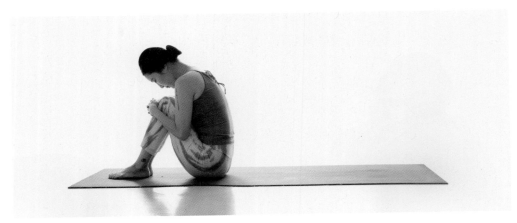

03  다시 천천히 숨을 들이마시며 원래 자리로 돌아온다. 이를 30회 반복한다.

---

**BONUS TIP**

· 초보자일 경우 무릎 안쪽을 잡고 시행한다.

· 동작을 가볍게, 여러 번 반복하는 것이 좋다.

· 굴렀을 때 자꾸 위치가 바뀐다면 몸의 균형이 맞지 않기 때문이다. 최대한 균형을 잡으려고 노력하며 제자리에서 구를 수 있도록 한다.

· 복부에 힘을 쓰면서 무게 중심을 유지하는 것이 포인트!

# 2
# 우울

# Open Shoulders & Lift Hips

**04** • 어깨 열어 골반 들어 올리기

가슴을 여는 동작들을 하면 스트레스와
우울감을 조졸할 수 있는 '코르티솔'이라는 호르몬이 감소된다.
이 동작 역시 마찬가지. 머리끝부터 발끝까지 에너지가 돌아
상쾌한 기분을 느낄 수 있다.

**난이도 ★☆☆☆☆  유지 시간** 30초, 3회

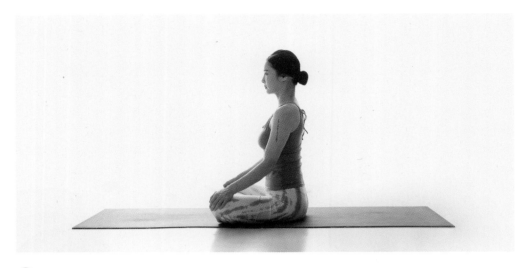

01 앞에서 배운 '수카아사나' 자세를 취한다.

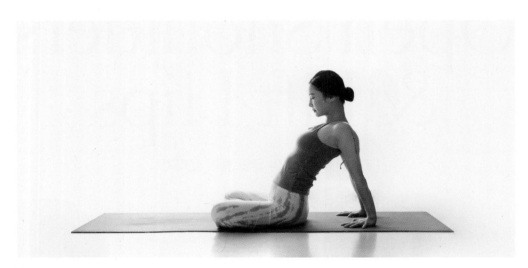

02 양손을 엉덩이 뒤에 두고 바닥을 짚은 채 손끝은 몸쪽을 향하게 한다.

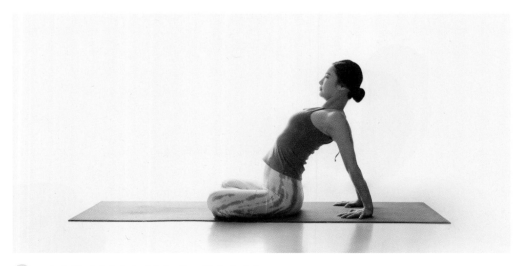

03 숨을 들이마시면서 가슴을 위로 들어 올린다.

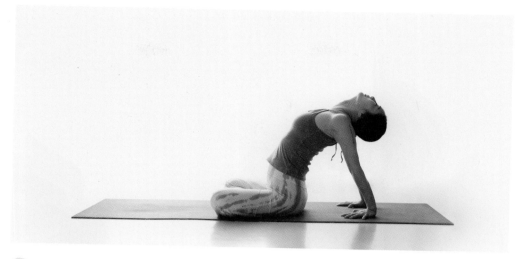

04 숨을 내쉬면서 고개를 뒤로 젖힌 후 눈을 감고 잠시 머무른다. 이때, 어깨를 활짝 열고 가슴을 조금씩 더 들어 올린 뒤 날개뼈와 날개뼈 사이 공간을 좁힌다.

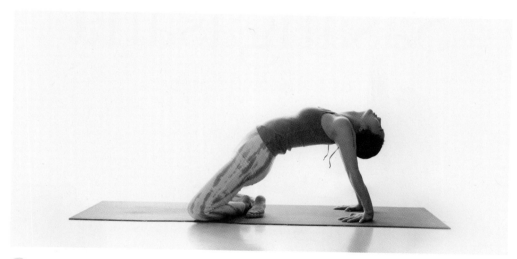

05 골반을 위로 들어 올려 양 발등으로 바닥을 밀어낸다. 약 30초간 자세를 유지한 후 제자리로 돌아온다. 이를 3회 반복한다.

**BONUS TIP**

· 골반을 드는 게 힘들다면 가슴만 열고 호흡한다.
· 호흡이 불편하다면 고개를 뒤로 젖히지 않고 턱을 당겨 코끝을 바라보며 가슴만 열어준다.
· 손목에만 체중이 실리지 않게 한다.

# 2
## 우울

# Sasangasana

**05 • 사상가아사나(토끼자세)**

척추를 이완시켜주고 얼굴선을 작아지게 만드는 효과가 있다.
또한, 몸 전체의 혈액 순환을 원활하게 돕는다.
머리가 맑아지면서 눈에 피로까지 풀 수 있기 때문에
우울할 때 또는 두통이 있을 때 하면 좋다.

---

**난이도 ★☆☆☆☆  유지 시간 2분, 1회**

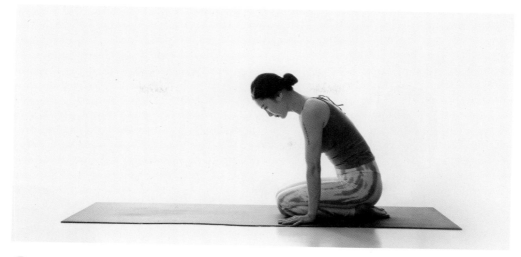

01   무릎을 꿇고 앉은 후 양손으로 무릎 옆 바닥을 짚는다.

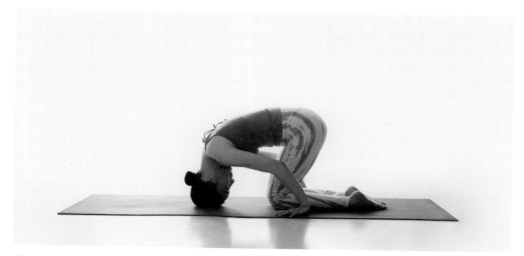

02   숨을 들이마시면서 엉덩이를 들고, 숨을 내쉴 때 고개를 숙여 정수리가 바닥 쪽으로 향하게 한다.

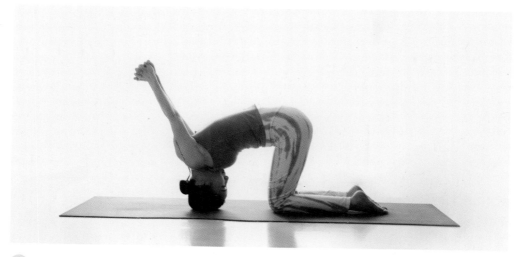

03   양손은 등 뒤로 두어 깍지를 낀 뒤 손바닥을 붙여 등과 최대한 멀리 떨어지게 한다.

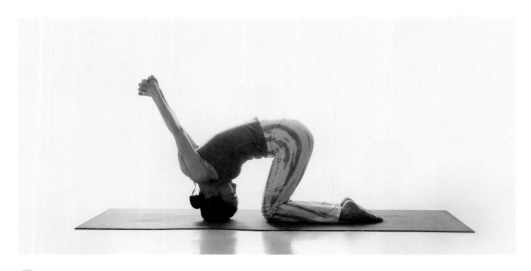

04     양 무릎과 이마가 가까워질 수 있게 노력하며 약 2분간 머무른다.

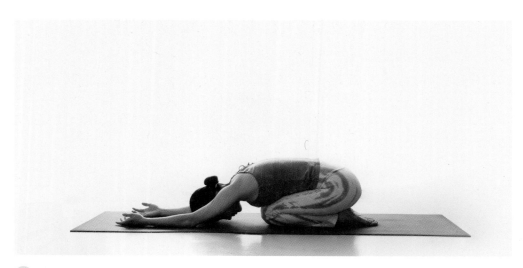

05     아기 자세로 돌아와 호흡을 정리한다.

## BONUS TIP

· 깍지가 불편하다면 바닥에 손등을 대고 머물러도 좋다.
· 정수리를 자극하면서 백회혈을 자극하기 때문에 눈에 압이 찰 수 있어 눈을 감고 진행해본다.
· 복부를 수축하며 척추는 늘려준다.

# 3
# 번아웃

# Warm Up
# Neck 1

### 01 · 목풀기 1

가볍게 목 스트레칭을 해주면
몸에 쌓여있던 피로가 풀어지면서
머리가 맑아진다.

———

**난이도 ★☆☆☆☆ 유지 시간** 1분, 1회

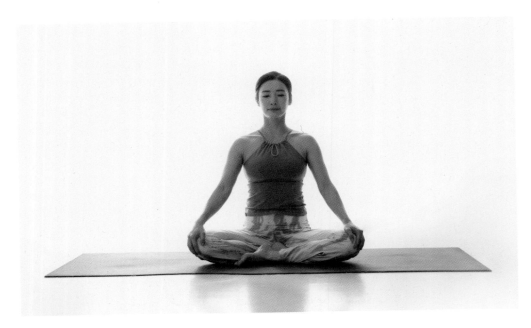

01　앞에서 배운 '수카아사나' 자세를 취한다.

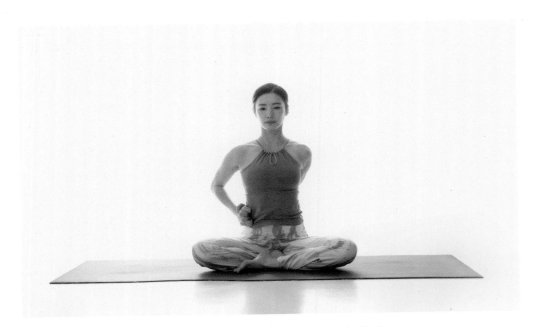

02　왼손으로 오른쪽 허리를 감싸고 오른손으로는 왼손을 잡아 당겨준다.

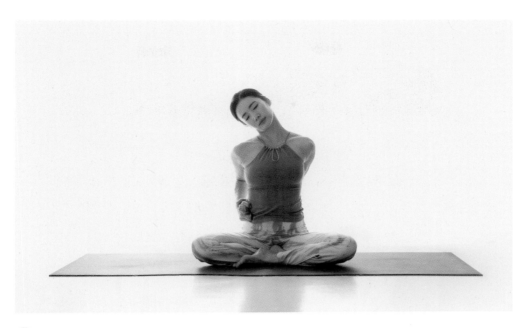

03 숨을 마시고 숨을 내쉴 때 오른쪽으로 목을 기울여 오른쪽 팔꿈치를 뒤로 열어낸다.

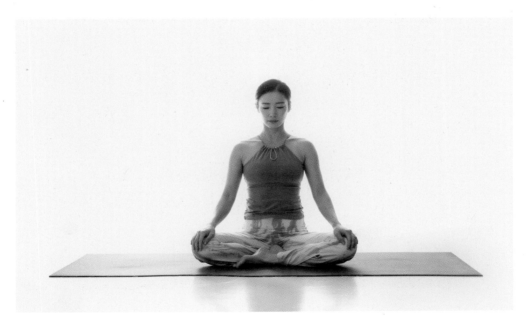

04 약 1분간 머물렀다가 천천히 숨을 들이마시며 돌아온다. 반대쪽도 동일하게 진행한다.

**BONUS TIP**

· 어깨와 목에 긴장을 완전히 풀어낸다.

· 머무르는 동안에 자신의 호흡, 그리고 자극이 일어나는 곳에 집중한다.

# 3
## 번아웃

# Warm Up
# Neck 2

## 02 · 목풀기 2

조금 변형된 목 스트레칭으로
목의 근육을 이완시키는 것은 물론
굳은 어깨를 부드럽게 풀 수 있다.

———

**난이도 ★☆☆☆☆   유지 시간 1분, 1회**

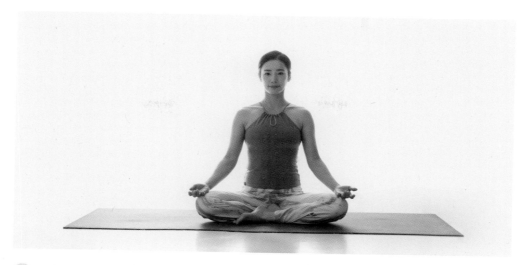

01 앞에서 배운 '수카아사나'로 앉아 양손을 무릎 위에 둔다.

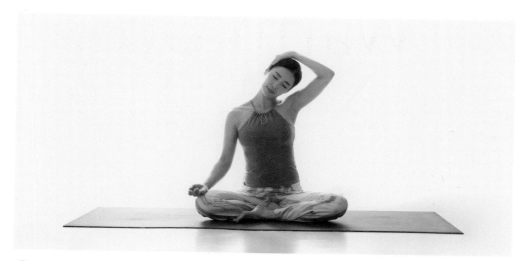

02 왼팔을 들어 오른쪽 귀를 잡은 뒤 천천히 호흡하다가 숨을 내쉴 때 오른쪽으로 지그시 당겨준다.
최대한 오른쪽 귀와 어깨가 멀어질 수 있도록 한다.

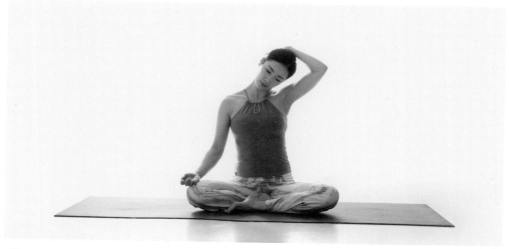

03 약 30초간 유지한 후 왼손을 귀 뒤쪽으로 약 2cm 정도만 옮긴다.

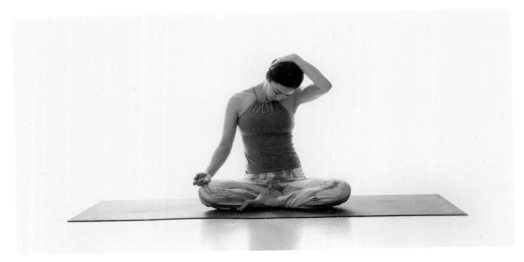

04  숨을 내쉬면서 턱과 쇄골이 가까워지게끔 당긴 후 양쪽 어깨에 힘을 풀며 약 30초간 더 머무른다.

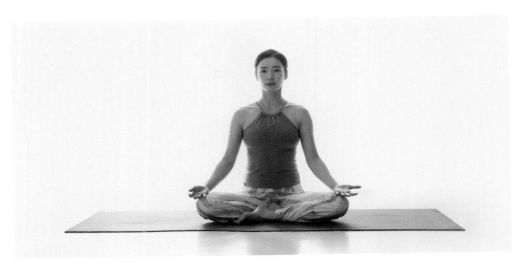

05  숨을 들이마시며 ①의 자세로 돌아온다. 반대쪽도 동일한 방법으로 진행한다.

**BONUS TIP**

· 어깨와 목에 긴장을 완전히 풀어낸다.
· 머무르는 동안에 자신의 호흡, 그리고 자극이 일어나는 곳에 집중한다.

# 3
## 번아웃

# Clasp Your Hands &
# Open Shoulders

**03 • 깍지 껴서 어깨 열기**

가슴을 최대한 활짝 여는 동작으로
몸을 이완시키고 머리끝부터 발끝까지
에너지가 돌도록 한다.

---

**난이도** ★☆☆☆☆ **유지 시간** 1분, 1회

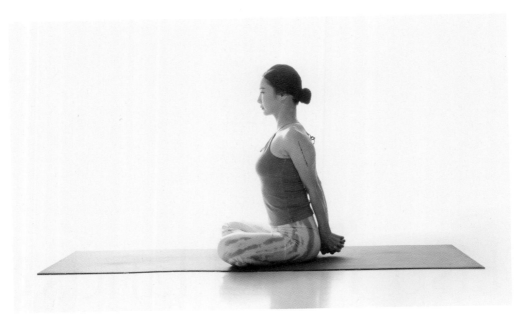

01 　앞에서 배운 '수카아사나'로 앉은 후 양손을 등 뒤에 두고 깍지를 낀다.

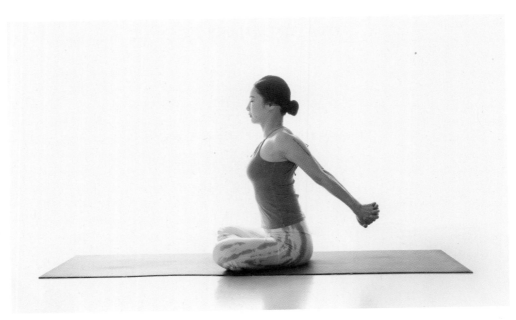

02 　깍지 낀 손바닥을 마주하고 숨을 들이마시면서 양손을 들어 올린다.

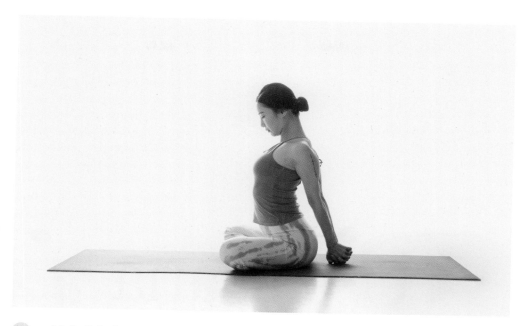

03 가슴을 활짝 열고 숨을 내쉬면서 깍지 낀 손을 바닥을 향해 끌어내린다. 이때, 턱을 당기고 목에 힘이 들어가 긴장하지 않도록 한다.

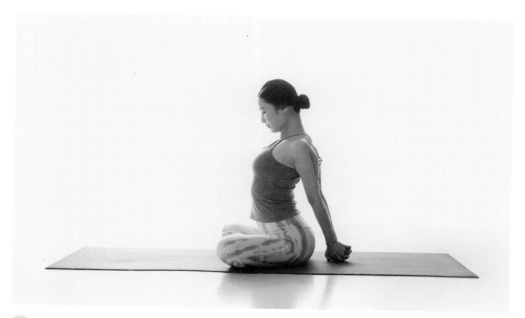

04 등 뒤 날개뼈가 가운데로 모아지게끔 최대한 가슴을 연다. 약 1분간 유지한 후 편안한 자세로 돌아간다.

---

**BONUS TIP**

· 깍지 끼는 것이 불편하다면 팔꿈치를 잡아 가슴을 열어본다.
· 깍지를 꼈을 때 손바닥이 붙지 않아도 괜찮다.
· 복부의 힘은 풀리지 않게 한다.

# 3
번아웃

# Ustrasana

**04** • 우스트라아사나(낙타 자세)

낙타라는 동물은 허리가 굉장히 튼튼한 동물이다.
이름에 걸맞게 허리는 물론
하체까지 단단하게 키워줄 수 있는 자세다.

---

**난이도 ★★★★☆  유지 시간 30초, 2회**

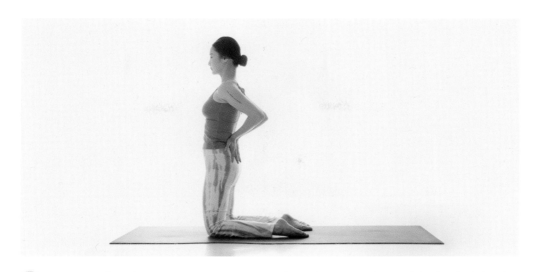

01 무릎을 골반 넓이로 벌려준 후 양손을 등 뒤로 가져간다. 이때, 손가락을 넓게 펼쳐서 새끼손가락을 붙인다.

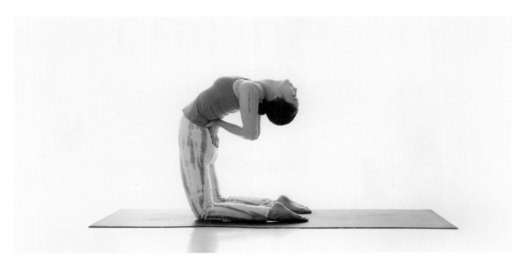

02 숨을 들이마시면서 골반을 앞쪽으로 밀어내다가 숨을 내쉴 때 상체와 고개를 뒤로 젖힌다. 시선은 뒤로 가져가 코끝을 바라보며 유지한다.

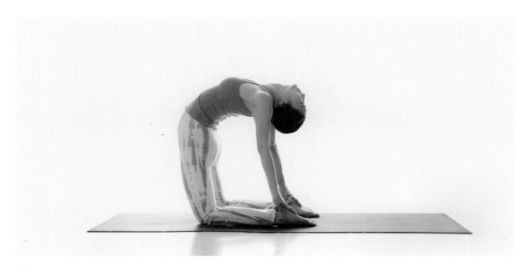

03 양손으로 발뒤꿈치를 잡고 가슴을 활짝 열도록 노력한다.

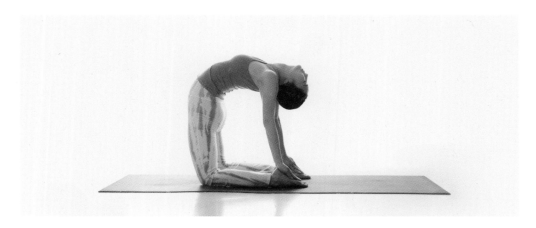

04 　더 가능하다면, 발등을 바닥에 최대한 닿게 한 뒤 발뒤꿈치를 잡거나 손바닥과 발바닥이 마주하
　　게 한다. 이를 약 30초간 유지한다.

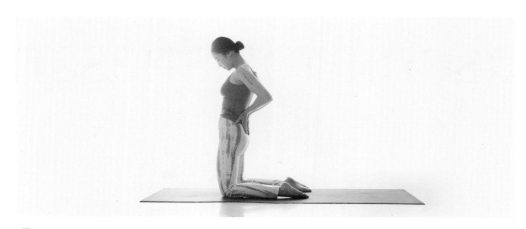

05 　양손으로 다시 등을 지탱하고 올라온다.

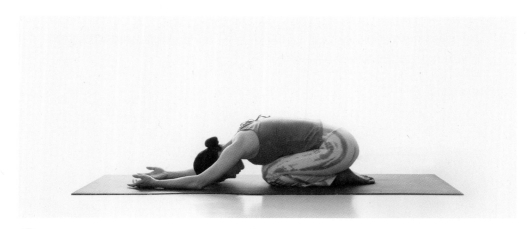

06 　아기 자세로 돌아와 잠시 휴식한 후 2회 더 반복한다.

---

**BONUS TIP**

· 초보자는 발끝을 세워 진행한다.

· 너무 자세를 완성하는 데만 집중해서 하지 않아야 한다.

· 허리만 꺾지 않도록 배에 힘을 풀지 않고 허벅지 앞쪽에 힘을 강하게 쓰고 양 발등을 강하게 밀어내야 한다.

# 3
## 번아웃

# Paschimottanasana

**05** • 파스치모타나아사나 변형(상체 앞으로 숙이기)

몸과 마음을 편안하게 해주면서
심신이 안정되는 것을 느낄 수 있다.

---

**난이도 ★☆☆☆☆  유지 시간 3분, 1회**

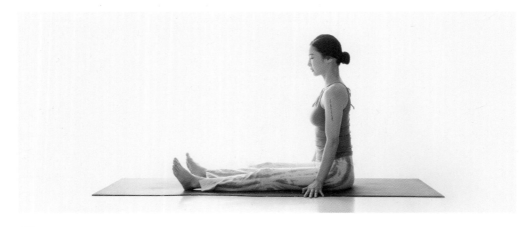

01　앉은 자세에서 두 다리를 앞으로 뻗고 양발 간격을 골반 넓이만큼 벌린 뒤 발끝의 힘을 푼다.

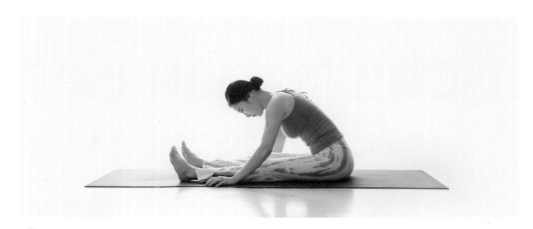

02　양손을 뻗어 바닥을 짚고 엉덩이를 들썩거리며 몸의 정렬을 맞춘다. 이때, 무게 중심이 어느 한쪽으로 기울지 않도록 한다.

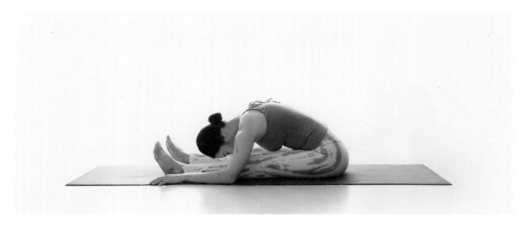

03　천천히 호흡하다가 숨을 내쉴 때 상체를 숙여 내려간다. 이때, 턱을 당겨 목에 긴장을 풀어내고 손끝에 긴장도 풀어내려 노력하며 약 3분간 머무른다.

---

**BONUS TIP**

· 무릎을 펴기 어렵다면 살짝 구부려도 좋다.
· 생각을 비우려고 노력하며 상하체의 긴장을 툭 풀어본다.
· 조금씩 깊어지기 시작했다면 내 몸에 일어나는 감각들을 관찰해보고 바라본다.
· 허리디스크 환자라면 전굴 자세는 피해야 한다.

# 4

## 불안

# Nadi Shodhana

**01 • 나디쇼다나(정화 호흡)**

에너지의 균형을 맞추기 위한 정화 호흡법으로
불안감이 많은 사람에게 특히 효과적이다.

---

**난이도 ★☆☆☆☆   유지 시간** 10분, 1회

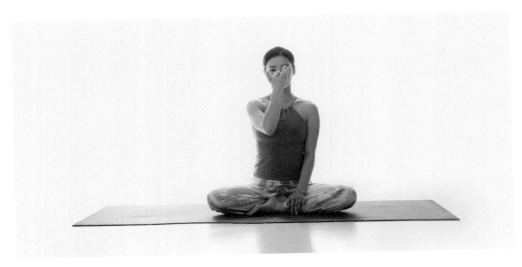

01　오른손 손가락을 모두 펼쳐 두 번째, 세 번째 손가락을 접는다.

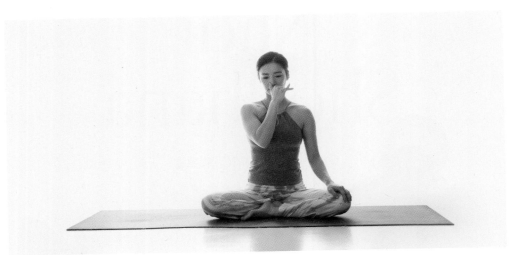

02　엄지손가락으로 오른쪽 콧구멍을 막고 네 번째 손가락은 열어두며 왼손은 자연스럽게 왼쪽 무릎 위에 올려놓고 호흡을 정리한다.

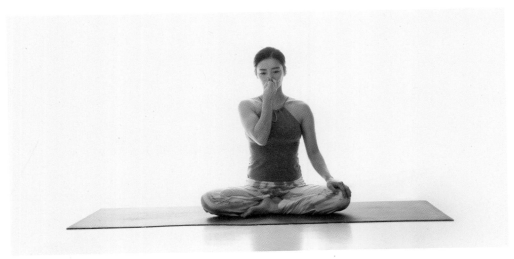

03　막지 않은 왼쪽 코로 숨을 모두 내쉬고 다시 들이마신 후 네 번째 손가락으로 왼쪽 콧구멍을 막아 숨을 참는다.

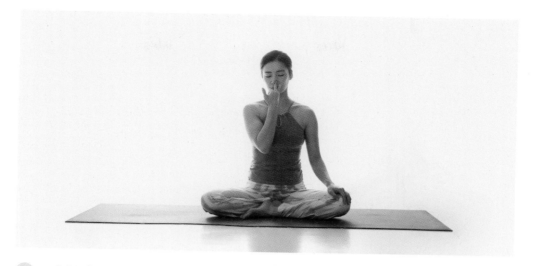

04  엄지손가락을 떼고 오른쪽 콧구멍으로 숨을 내쉬고 다시 들이마시다가 엄지손가락으로 오른쪽코
    를 막아 숨을 멈춘다.

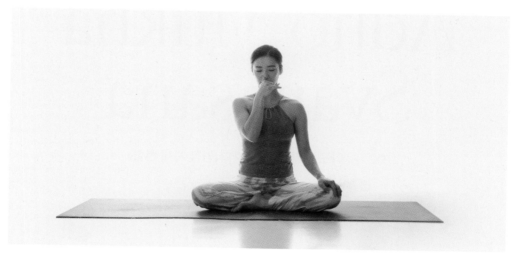

05  네 번째 손가락을 떼고 왼쪽 콧구멍으로 숨을 내쉰다. 이를 반복한다.

---

**BONUS TIP**

· 한쪽 코로 호흡하다 숨을 참고 반대쪽 코로 호흡하다 숨을 참는 걸 반복하는 것이 포인트!
· 처음에 시도 할 때는 내쉬는 숨이 먼저다.
· 숨을 참기 힘들다면 숨을 들이마셨다가 내쉬는 것만 반복해도 좋다.
· 숙련자라면 마시는 숨 1, 참는 숨 4, 내쉬는 숨 2의 비율로 해도 좋다.

# 4
# 불안

# Adho Mukha Svanasana

02 • 아도무카 스바아사나(견상 자세 변형)

몸과 마음의 불균형을 자연스럽게 균형을 맞출 수 있다.
상하체가 모두 가벼워지며 이완된다.
특히 하체 스트레칭이 되고 팔근육이 강화된다.

난이도 ★☆☆☆☆ 유지 시간 10초, 10회 반복

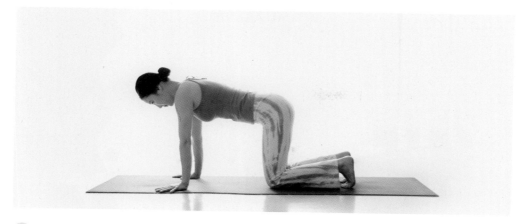

01     제자리에 엎드려 기어가는 자세를 취한다.

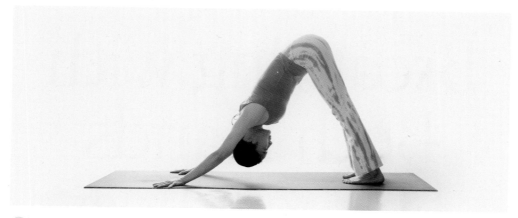

02     발끝을 당겨 앞에서 배운 '견상 자세'로 바꾼다. 이때, 꼬리뼈가 하늘을 향하도록 끌어올려주며 팔과다리를 쭉 펴서 전신을 이완시킨다.

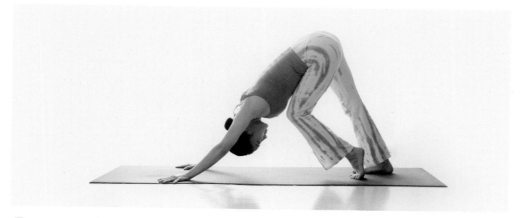

03     왼쪽 다리를 구부려 뒤꿈치를 들고, 오른발 뒤꿈치를 바닥에 대고 강하게 밀어낸다. 10회씩 번갈 아 가며 반복한다.

---

**BONUS TIP**

· 발뒤꿈치는 닿는 만큼까지만 바닥에 내린다.

4

불안

# Breathing with Both Hands on the Chest

03 • 양손 가슴에 대고 호흡하기

양쪽 가슴에 손을 대고 호흡하면
심신 안정에 도움을 줄 수 있다.

---

난이도 ★☆☆☆☆ 유지 시간 5분 이상, 1회

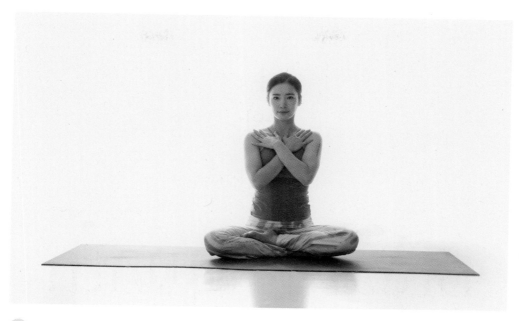

01 편안한 자세로 앉아 양손을 가슴 앞에 X자로 교차한 뒤 손바닥을 가슴 위에 둔다.

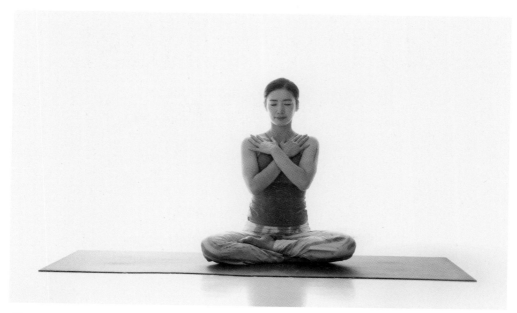

02 눈을 감고 자신의 호흡에 집중하는 시간을 갖는다.

---

**BONUS TIP**

· 들어오고 나가는 숨에 집중한다.

· 최대한 숨을 천천히 들이마시고 천천히 내쉰다.

· 요동치는 심장 소리에 집중하며 호흡으로 달래주고 관찰하며 바라본다.

# 4
## 불안

# Vrksasana

### 04 • 브륵샤아사나(나무 자세)

균형감, 집중력을 키워줄 수 있다.
마음의 중심을 잡으며 불안감을 떨칠 수 있다.

난이도 ★★☆☆☆　유지 시간 30초, 2회 반복

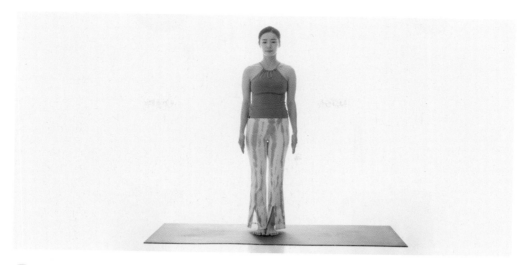

01  두 발을 모으고 앞에서 배운 '타다아사나'로 선다.

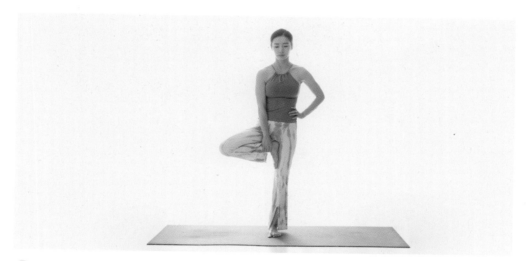

02  오른쪽 다리를 구부려 발바닥을 왼쪽 허벅지 안쪽에 대고 중심을 잡는다.

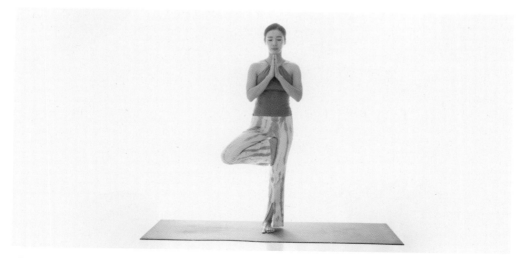

03  ②의 자세에서 양손을 가슴 앞에 두고 합장한다.

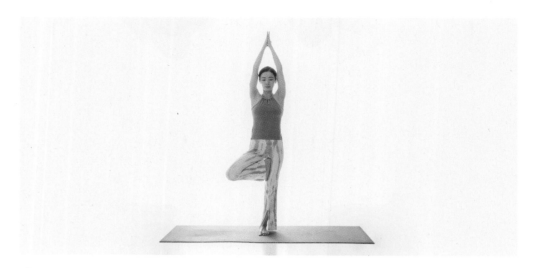

04    합장한 손을 머리 위로 길게 뻗어 올리고 약 30초간 머무른다.

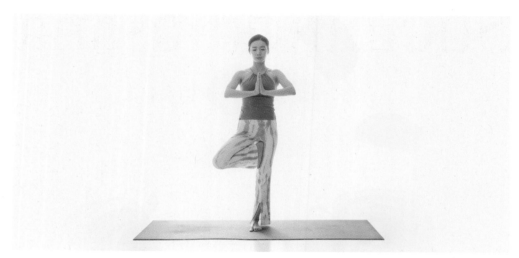

05    숨을 내쉬며 양손을 다시 가슴 앞으로 가져온 뒤 팔과 다리를 푼다. 반대쪽도 동일하게 진행한다.

**BONUS TIP**

· 허벅지 안쪽에 발바닥을 대기 힘들다면, 무릎이나 종아리, 발목도 괜찮다.
· 중심이 잡히지 않을 경우 한 손으로 발목을 잡고 유지해도 좋다.
· 그래도 동작 수행이 어렵다면 벽에 몸을 기대어 중심을 잡은 뒤 무릎을 열어 집중해본다.

# 4
# 불안

✳

# Sucirandhrasana

05 • 수시란드라아사나 (바늘꿰기 자세)

엉덩이와 허리가 스트레칭 되서
골반 주변이 편안해지며 균형이 맞아진다.

———

**난이도 ★☆☆☆☆  유지 시간 30초, 3회 반복**

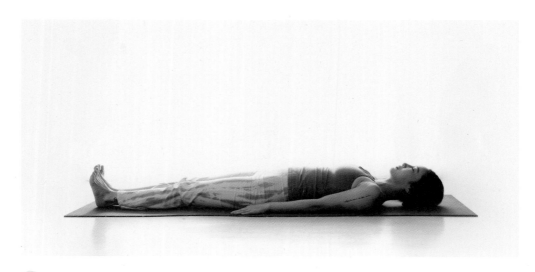

01 등을 대고 바닥에 눕는다.

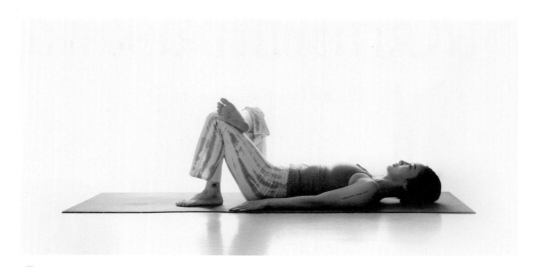

02 두 무릎을 세우고 오른쪽 발을 왼쪽 허벅지 위에 올려둔다.

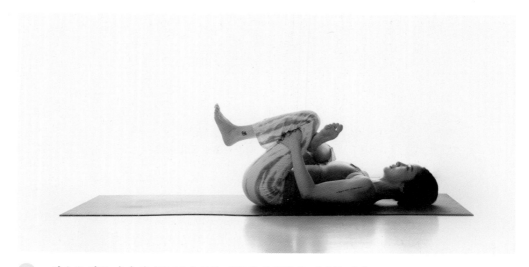

03 양손은 왼쪽 다리 사이로 넣어 무릎 뒤쪽에 위치한 후 깍지를 낀다.

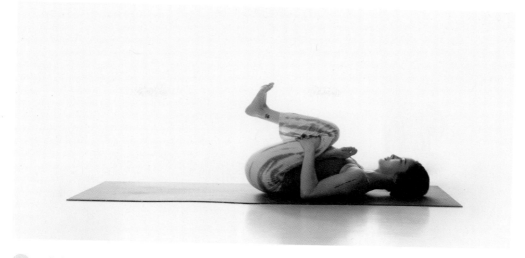

04 숨을 들이마시고 내쉴 때 무릎을 가슴 쪽으로 당긴다.

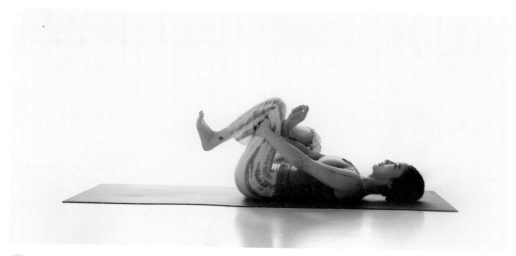

05 숨을 들이마시면서 풀었다가 다시 내쉴 때 당겨오는 것을 반복하고 약 30초간 유지한다. 반대쪽
도 같은 방법으로 진행한다.

**BONUS TIP**

· 초보자는 무릎 안쪽에 깍지 끼면서 당길 수 있는 만큼 당긴다.
· 오른쪽 무릎은 밀어내고 왼쪽 무릎은 가슴 쪽으로 당겨야 한다.

# 5
## 회복단계

# Toe Stretching

### 01 • 발가락 스트레칭

발가락을 가볍게 스트레칭하면
발목 근육이 강화되고 하체의 부기도 제거된다.

---

**난이도 ★☆☆☆☆ 유지 시간 30초, 3회 반복**

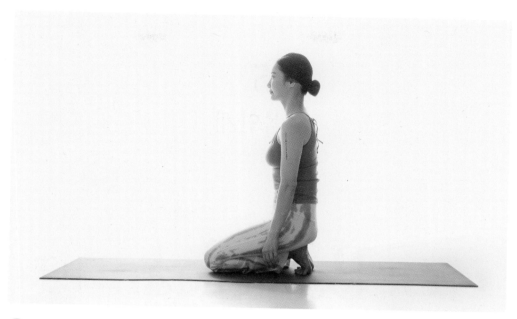

01 무릎을 꿇고 앉아 두 발을 모으고 발끝을 당긴다.

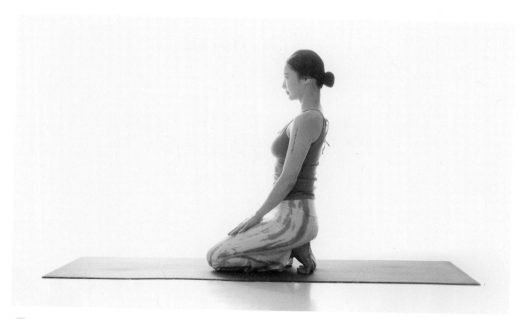

02 엉덩이 무게 중심이 발가락 쪽으로 가게 한 뒤 양손을 허벅지 위에 가지런히 놓는다. 편안하게 호흡하며 자세를 유지한 뒤 3회 반복한다.

---

**BONUS TIP**

· 무릎이 불편하다면 담요를 깔고 진행한다.
· 쥐가 나거나 저리면 자세를 풀어낸다.

# 5
## 회복단계

# Baddha Konasana

**02** • 받다코나아사나(나비 자세 변형)

골반 주변을 부드럽게 풀어주면서
척추의 유연성도 돕는다.
몸과 마음이 같이 유연해진다.

**난이도 ★★☆☆☆ 유지 시간 1분 30초, 1회**

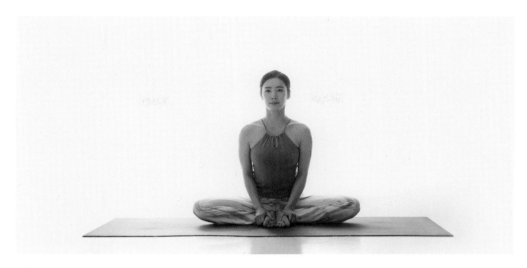

01 앉은 자세에서 발바닥을 붙이고 발뒤꿈치를 회음부 가까이 가져온다. 이때, 발바닥을 열어 천장을 향할 수 있도록 두며 양 무릎을 바닥을 향해 내린다.

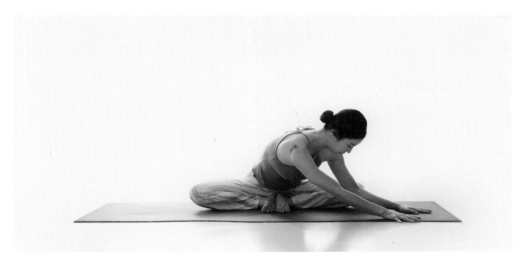

02 발뒤꿈치와 회음부의 간격은 적당히 유지하며 양손으로 바닥을 짚고 천천히 왼쪽 무릎 방향으로 상체를 45도 정도 이동한다.

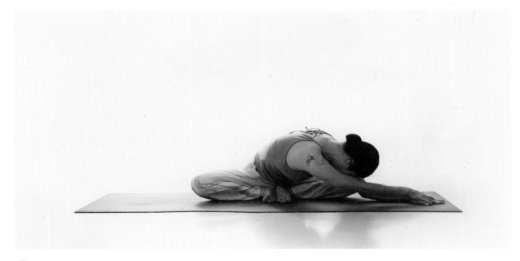

03 왼쪽 손등 위에 오른손을 겹쳐 올려놓고 어깨를 낮추며 목에 긴장을 푼 뒤 자세를 약 30초간 유지한다.

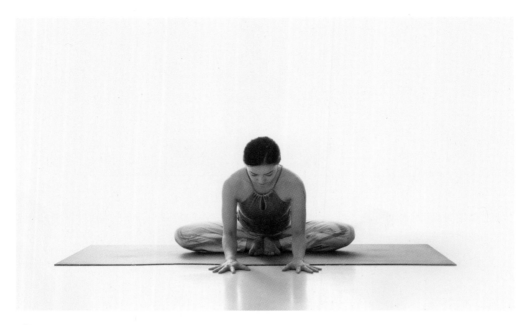

04   중앙으로 돌아와 천천히 호흡한다.

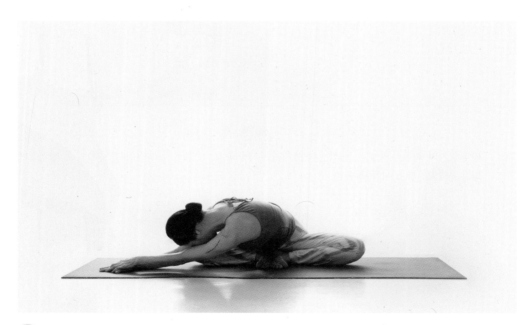

05   다시 숨을 내쉬면서 오른쪽으로 이동한다. 이때, 왼손은 오른쪽 손등 위에 올려놓고 어깨를 낮춘
     채 다시 30초간 머무른다.

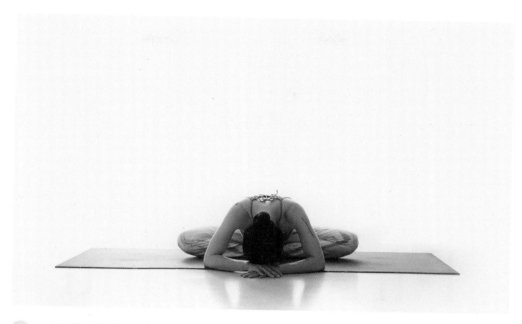

06 숨을 들이마시고 중앙으로 돌아와 양손을 포개어 이마에 대고 골반과 상체의 긴장을 풀어낸 뒤 약 30초간 머무른다.

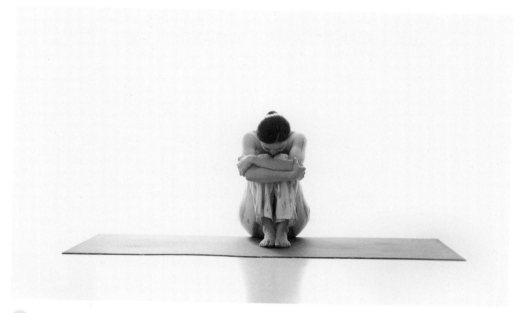

07 숨을 들이마시며 상체를 들어 올린 뒤 다시 숨을 내쉬며 두 무릎을 가슴 가까이 가져와 꼭 끌어안 고 호흡을 정리한다.

---

**BONUS TIP**

· 무릎을 바닥으로 낮추기 어렵다면 담요나 블록을 무릎 아래 둔다.
· 무릎 방향으로 상체 이동할 때는 반대쪽 무릎이 바닥에서 뜨지 않게 한다.

# 5
## 회복단계

# Parivrtta Janu Sirsasana

**03** • 파르브리타 자누시르사아사나(반박쥐 기울기)

허리나 골반 통증을 예방한다.
몸이 묵직하게 느껴질 때마다 몸을 가볍게
만들어줄 수 있는데 효과적인 동작이다.

---

**난이도** ★★☆☆☆ **유지 시간** 1분, 1회

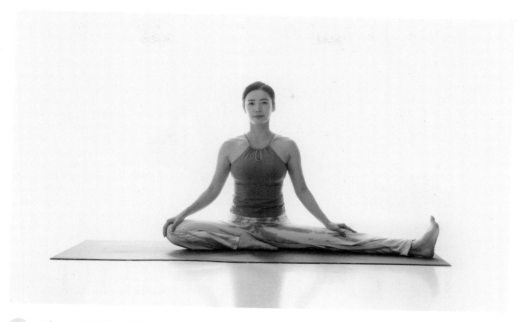

01 앉은 상태에서 오른쪽 무릎을 구부려 발뒤꿈치를 회음부 가까이 가져오고 왼쪽 다리는 옆으로 뻗
는다.

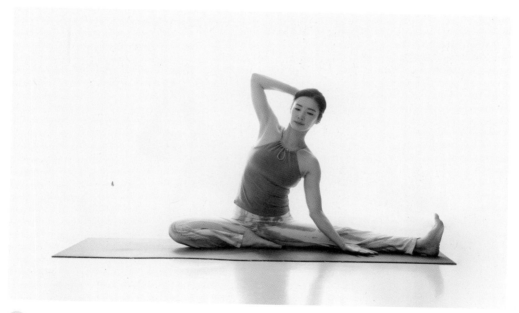

02 오른손은 머리 뒤쪽을 받쳐주고 왼쪽 손은 무릎 앞쪽에 둔 뒤 손바닥이 천장을 향하도록 한다.

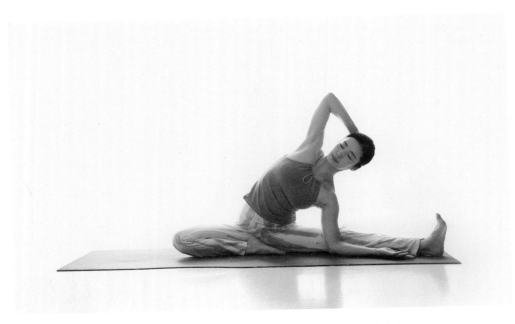

03 천천히 호흡하다가 숨을 내쉬면서 상체를 왼쪽으로 천천히 기울여 내려간다.

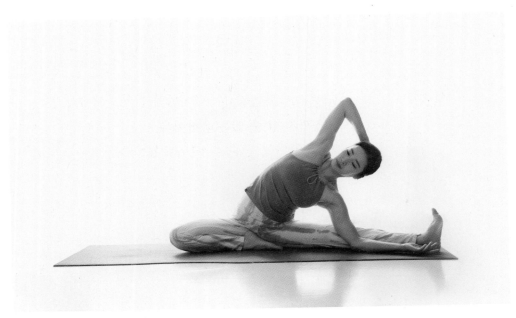

04 오른쪽 팔꿈치를 뒤로 열어내고 왼손을 조금씩 발에 가까이 가져간다.

## BONUS TIP

· 조금씩 자세가 깊어질 때마다 머리 위로 받친 팔을 쭉 뻗어 시원함과 편안함을 동시에 느껴볼 수 있다.
· 숙련자의 경우 왼손으로는 발 안쪽을 잡고 오른손은 발날 바깥쪽을 잡아본다.

# 5

## 회복단계

# Leg Stretching

## 04 · 다리 스트레칭

다리 스트레칭과 더불어 옆구리까지
스트레칭까지 할 수 있는 동작이다.
빠르고 쉽게 몸을 가볍게 만들어줄 수 있는데 효과적이다.

**난이도 ★★☆☆☆ 유지 시간 1분, 1회**

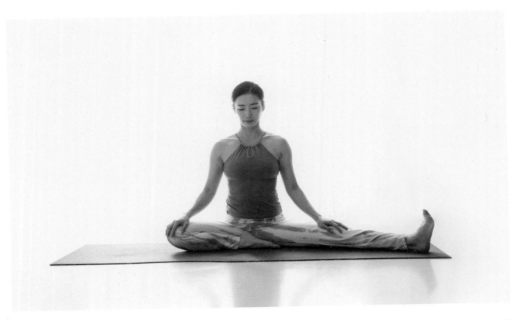

01 앉은 상태에서 오른쪽 무릎을 구부려 발뒤꿈치를 회음부 가까이 가져오고 왼쪽 다리는 옆으로 뻗는다.

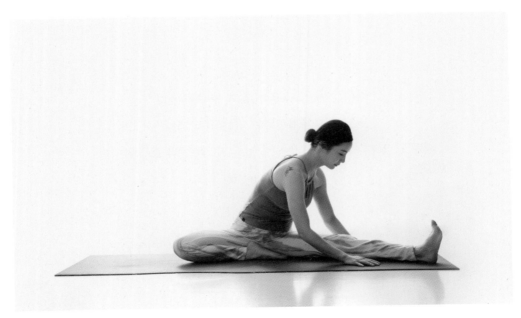

02 양손으로 왼쪽 다리 방향 바닥을 짚고 숨을 정리한다.

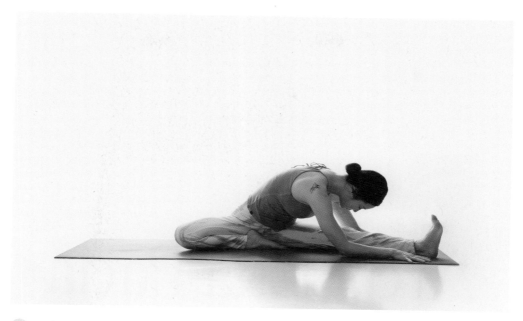

03 천천히 호흡하다가 숨을 내쉬면서 왼쪽다리 방향으로 상체를 숙여 내려간다.

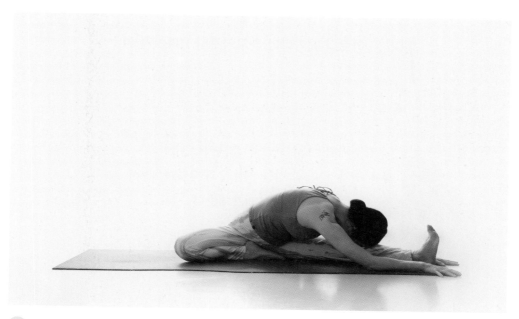

04 자신의 몸이 허락하는 곳까지 내려갔다가 호흡하며 약 1분간 유지한다. 반대쪽도 동일하게 진행한다.

---

**BONUS TIP**

· 어깨와 목에 가해진 힘을 툭 풀어내며 한 곳을 바라보거나 눈을 감고 편안해지려고 노력한다.

· 조금씩 자세가 깊어지며 시원함과 편안함을 동시에 느껴볼 수 있다.

# 5
## 회복단계

# Arda Eka Pada Rajakapota 1

**05 • 아르다 에카파다 라자카포타 1(피죤 자세)**

엉덩이와 골반 주변을 스트레칭 해주고
하체 혈액 순환에 원활하게 도와줄 수 있어서
다리 부종을 제거해준다.

---

**난이도 ★★☆☆☆   유지 시간 2분, 1회**

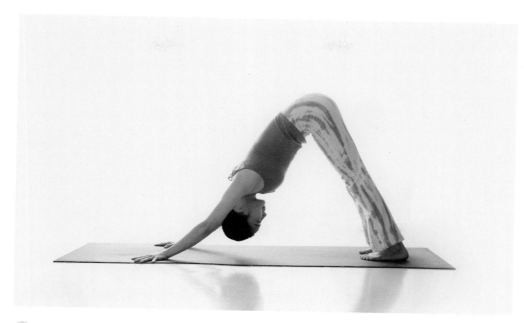

01 바닥에 엎드려 '견상자세'를 취한다.

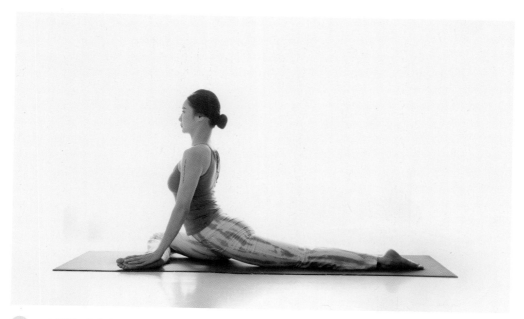

02 오른쪽 다리를 구부려 양손 사이로 가져와 발뒤꿈치와 무릎이 일직선이 되게 한다. 이 자세에서 왼쪽 다리를 뒤로 쭉 뻗는다.

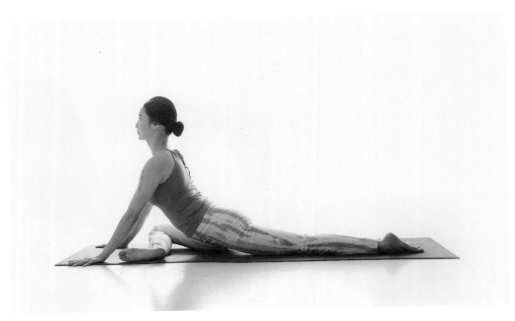

03 손바닥으로 앞쪽 땅바닥을 짚고 왼쪽 골반을 아래로 낮추며 정면을 바라본다.

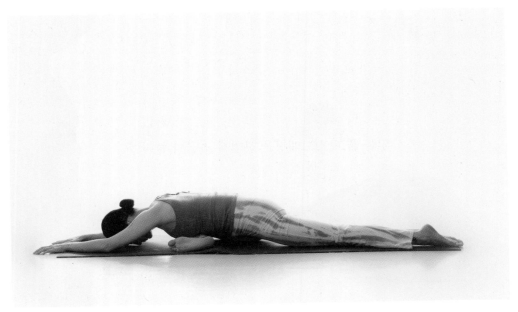

04 가능하다면 상체를 숙여 아래로 내려간다. 약 2분간 자세를 유지하고 돌아온다. 반대쪽도 동일하게 진행한다.

---

## BONUS TIP

· 왼쪽 골반을 바닥 쪽으로 낮추면서 양쪽 골반의 균형이 틀어지지 않게 한다.
· 발뒤꿈치와 무릎이 일직선이 어렵다면 발뒤꿈치를 회음부 쪽으로 가져와도 좋다.
· 오른쪽 엉덩이와 허벅지는 반드시 바닥에서 뜨지 않는다. 몸이 한쪽으로 치우치지 않게 중앙을 바라보며 중심을 잡고 내려갈 수 있게 한다.

# 5
## 회복단계

# Agnistambhasana

**06 • 아그니스탐바아사나(더블 피죤 자세)**

양쪽 엉덩이와 골반의 틀어짐과 불균형을 알아차리며
자세 교정에 도움을 줄 수 있는 자세다.
힘을 풀고 스트레칭을 하면서 조금씩 늘리면
골반과 엉덩이에 유연성을 기를 수 있다.

**난이도 ★★☆☆☆  유지 시간 2분, 1회**

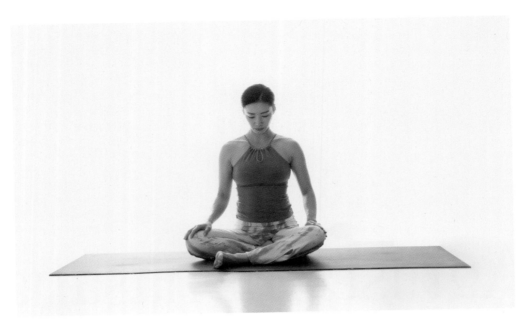

01 앉은 자세에서 왼쪽 무릎을 접어 왼발을 앞으로 빼낸다. 이때, 무릎과 발뒤꿈치가 나란히 일직선이 되게 한다.

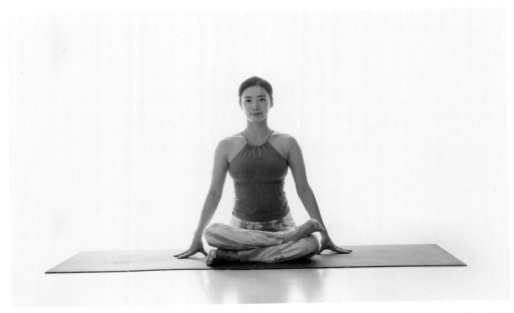

02 오른쪽 다리를 구부려 그 위에 겹친다. 발뒤꿈치와 무릎이 일직선이 되며 발뒤꿈치 아래 무릎, 무릎 밑에 발뒤꿈치가 있도록 한다.

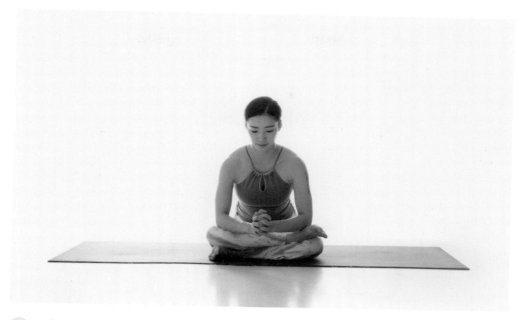

03 안쪽에 역삼각형 모양의 형상을 이룰 수 있도록 하면서 양 팔꿈치와 발뒤꿈치를 무릎 위에 올려 놓고 깍지를 낀 채 약 1분간 머무른다.

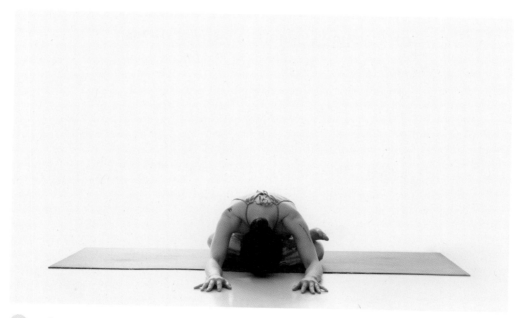

04 양손으로 바닥을 짚고 호흡하면서 상체를 숙여 내려간다. 약 1분간 유지한 후 반대쪽도 동일하게 진행한다.

---

**BONUS TIP**

· 엉덩이 주변에 자극이 심하거나 무릎이 많이 뜬다고 하면 담요나 블럭을 사용한다.
· 자세가 불편하다면 발뒤꿈치를 골반 가까이 가져와서 자세를 조금 느슨하게 풀고 진행하는 것이 좋다.

# 5
## 회복단계

# Upavistha Konasana

**07** • 우파비스타코나아사나 변형(박쥐 자세 변형)

고관절의 유연성을 키울 수 있다.
또한, 허벅지 안쪽이나 뒤쪽도 이완시켜주고
허벅지 군살 제거에도 도움이 된다.

---

**난이도 ★★☆☆☆ 유지 시간 1분, 1회**

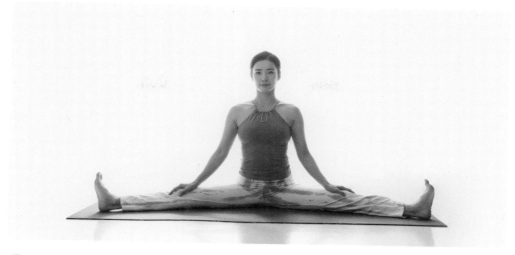

01  매트 위에 앉은 채 두 다리를 최대한 양옆으로 많이 벌린다.

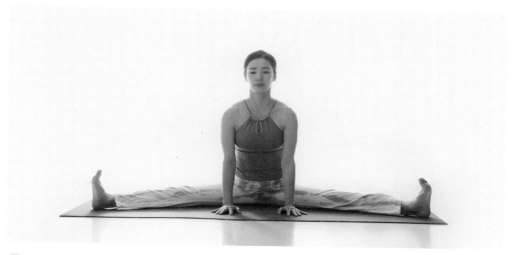

02  허리를 세워 척추를 반듯하게 편 뒤 양손을 포개어 바닥을 짚는다.

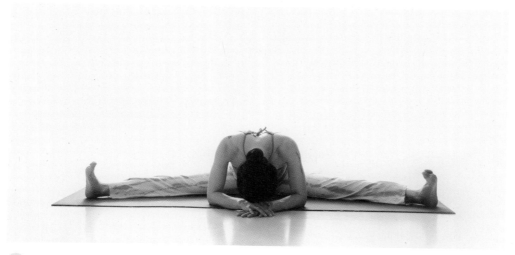

03  천천히 호흡하다가 숨을 내쉬며 상체를 앞으로 숙인다. 이때, 손등 위에 이마를 대고 발끝의 긴장을 풀고 그대로 머무른다.

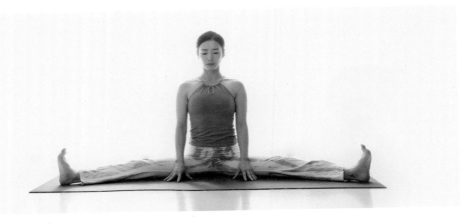

04   약 1분 정도 머무른 뒤 숨을 들이마시며 천천히 허리를 세운다.

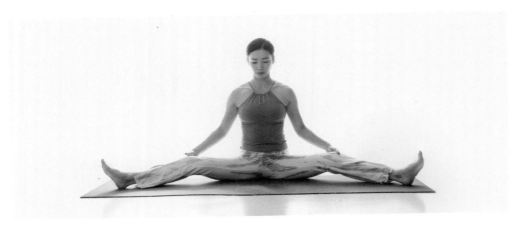

05   무릎 뒤쪽을 손으로 잡는다.

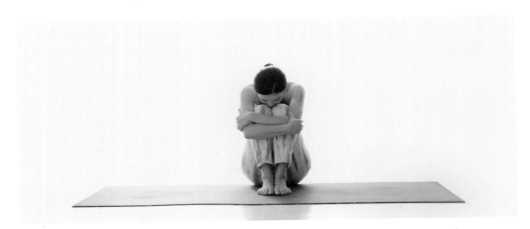

06   두 무릎을 중앙으로 모아 꼭 끌어안은 채 호흡을 정리한다.

---

### BONUS TIP

· 억지로 다리를 많이 벌리려고 애쓰지 않아도 된다.
· 초보자는 양손 바닥을 짚고 앉아만 있어도 괜찮다.

# 5
## 회복단계

# Ananda Balasana

**08 • 아난다 발라아사나(해피 베이비)**

엉덩이를 스트레칭하고
골반 고관절을 이완시켜준다.
눈을 감고 몸과 마음의 안정을 찾을 수 있는 동작이다.

---

**난이도 ★☆☆☆☆  유지 시간 30초, 3회 반복**

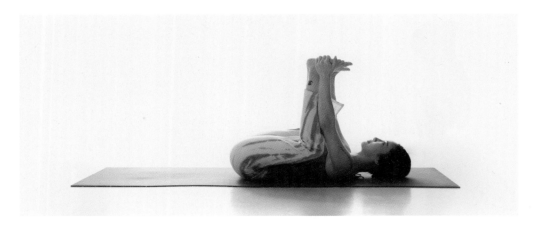

01  바닥에 누운 상태에서 무릎을 구부려 발 바깥쪽을 잡고 다리를 열어 숨을 들이마신다.

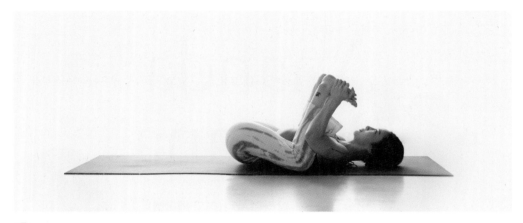

02  숨을 내쉬면서 무릎을 겨드랑이 쪽 또는 바닥 가까이 당긴다.

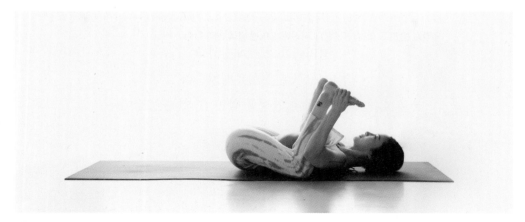

03  발바닥이 천장을 향할 수 있도록 둔 뒤 팔꿈치를 바깥쪽으로 열어낸다. 이때, 내쉬는 숨마다 무릎
을 겨드랑이 또는 바닥 방향으로 가볍게 당겨주고 약 30초간 자세를 유지한다.

---

**BONUS TIP**

· 어깨나 상체, 다른 곳에 긴장을 주지 않고 편안하게 호흡을 바라보면서 긴장을 풀며 이완하고 편안한 마음으로 유지
한다.

# 이유정의 리추얼

사람이 살면서 한 번쯤은 힘든 일을 겪을 때가 있다. 나 역시 내 마음의 그릇으로는 도무지 감당할 수 없을 만큼의 아픈 일을 경험했었다. 이를 해결할 수 없어 어찌할 바를 몰랐을 때, 힘들고 고달픈 마음을 달래고자 했을 때, 바로 그때 리추얼 요가에 집중하기 시작했다.

매일 리추얼 요가를 하며 혼자 있는 시간들을 즐겼다. 바쁜 일상 속에 오롯이 혼자가 되는 그 시간이 무척이나 귀하고 소중했다. 그 시간만큼은 온전히 나를 보살필 수 있고, 나에게 평온이라는 선물을 줄 수 있었기 때문이었다.

이는 지금도 바뀐 것이 없다. 난 여전히 리추얼 요가에 푹 빠져 있고, 조금 더 나에게 집중하려고 노력한다. 간혹 내게 어떤 방식으로 리추얼 요가를 하느냐고, 어떻게 하면 평온을 찾을 수 있냐고 묻는 이들이 많다. 이제 막 리추얼 요가를 시작한 이들을 위해 나만의 리추얼 요가를 소개하려고 한다.

**Point 1** **스스로 칭찬하기**

나는 말을 예쁘게 하는 사람이 좋다. 그렇기에 스스로도 말을 예쁘게 하려고 노력한다. 리추얼 요가를 할 때도 마찬가지다. 내 자신에게 예쁜 말을 많이 한다.

"오늘도 잘했어."
"괜찮아, 행복해!"
"사랑스럽다! 너 참 예뻐."
"오늘 힘들었지? 고생했어!"

스스로를 토닥이기도 하고 나를 조금 보듬어주며 사랑하고 믿어준다. 내 자신에게 칭찬을 하며 나를 정말 사랑하는 것이 진정으로 마음의 근육을 키우는 일이라고 생각하기 때문이다. 아무것도 하지 않아도 온전히 나를 위해 나를 쓰다듬어 주고 사랑해주는 시간을 가지면 그게 바로 리추얼이다.

**Point 2**
## 나를 위한 환경 만들기

많은 사람들이 리추얼 요가 시작을 어떻게 해야 하는지 몰라 당혹스러워 한다. 하지만 리추얼 요가는 절대 어렵지 않다. 그저 오롯이 나에게만 집중하고 모든 것의 주체가 내 자신이여야만 한다. 그것은 가장 먼저 환경으로 나타낼 수 있다. 나는 깨끗하고 조용한 느낌을 주는 곳에서 마음의 평온함을 얻곤 한다. 장소가 매일 똑같을 필요는 없다. 오늘은 집에서 리추얼 요가를 할 수도 있고, 내일은 조용한 카페에서, 또 어떤 날은 차 안에서 마음의 평화를 얻을 수 있다. 다만 그 모든 공간들이 조용하고 깨끗해야만 한다.

그렇게 나만의 리추얼 장소를 만든 후 꽉 끼지 않은 편안한 복장에 화장기 없는 가벼운 얼굴로 오롯이 나에게 집중하면 그제서야 나를 위한 리추얼이 시작된다.

**Point 3**
## 공복 상태 유지하기

주로 오전 시간에 정신이 맑아질 무렵 리추얼을 시작하는 편이다. 리추얼 시작 전에는 잠에서 막 깨어나 약간 비몽사몽한 상태가 되는데, 리추얼 요가에 돌입하면 점점 맑은 정신으로 깨어나기 시작한다. 이때 중요한 것은 공복 상태여야 한다는 것이다. 나는 아무것도 들어있지 않은 편안한 상태에서 리추얼 요가를 해야 스스로에게 집중할 수 있다. 간단한 샐러드 정도는 먹을 수 있지만, 배불리 먹지는 않는다. 우리가 공부를 할 때 밥을 많이 먹으면 도중에 잠이 쏟아지는 것처럼 리추얼 요가도 포만감이 가득한 상태에서 진행하면 제대로 집중하기 어렵기 때문이다.

**Point 4**
## 눈을 뜨고 리추얼 바라보기

많은 이들이 명상에 빠져들 때 눈을 꼭 감고 진행한다. 하지만 나는 눈을 감는 걸 별로 좋아하지 않는다. 어두운 게 싫고, 어지러워 집중이 잘 되지 않았다. 초점을 한곳에 두면서 한곳에 의식을 집중하다가 그 집중을 이어가는 편이다. 이른바 멍 때리기! 바로 그것이다.

우선 처음에 리추얼 요가를 시작할 때는 아무생각도 하지 않고 멍을 때린다. 그러다보면 점점 생각이 비워지고 복잡했던 것들이 정리되기 시작한다. 또는 좋은 생각이 떠오르고 오늘 하루에 대해, 어제에 대해, 나에 대해, 그리고 사람에 대해 많은 감정과 생각이 떠오르게 된다. 여기에서부터 명상으로 이어질 때 그것들을 면밀히 관찰하다가 일어나는 감정들을 오롯이 바라본다. 그렇게 리추얼의 세계로 빠져드는 것이다.

## 마음을 진정시키는 차 마시기

리추얼 요가를 하기 전 반드시 차를 마신다. 꼭 보이차가 아니어도 된다. 보이차, 루이보스차, 케모
마일 등 매일 그때그때 마시고 싶은 차를 마신다. 그냥 물 한잔을 마시는 날도 있다. 정해진 틀이
없다. 그렇게 따뜻한 차 한 잔을 마시며 마음을 진정시키고 리추얼 요가에 들어가야 더욱더 집중
이 잘 되는 기분이 들어 지금까지도 꾸준하게 유지하고 있다.

이런 방식들로 나의 리추얼이 시작이 되면 그때부터 나는 엄마도, 딸도, 아내도, 친구도, 그 누구도
아닌 온전이 '이유정'이 된다. 머리끝부터 발끝까지 나의 숨을 보내주며 나를 느끼고 보듬어 준다.

그렇다고 나와 똑같이 할 필요는 없다. 처음부터 계속 강조하듯이 자신만의 리추얼을 찾아야 한다.
어떤 리추얼이라도 매일매일 하는 게 중요하다. 우리 모두는 매일매일 사랑받아야하고 매일이 소중한
시간이며 나란 존재는 늘 행복해야하니까!

# Part 6
# Challenge
# Asana

리츄얼 in Depth : 챌린지 아사나

리추얼 요가에 조금씩 익숙해진 숙련자들을 위한 챌린지 아사나로
최소 수련 1년 이상이 되었을 때 도전하는 게 좋다.
어려워진 동작만큼 보다 더 온전히 나에게 집중할 수 있다.

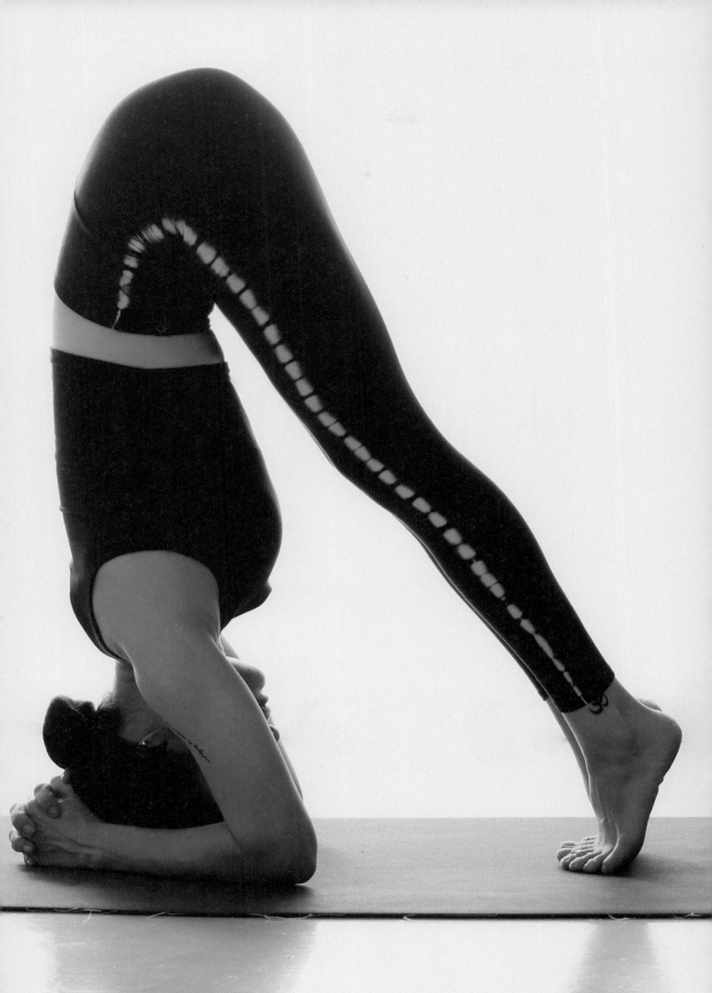

# Half Headstand Pose

## 01 • 반 머리 서기

뇌가 맑아져 두통이 있는 사람에게 좋다.
또한, 몸에 붓기를 제거해주며 장기들이
각자 원래의 제자리로 돌아갈 수 있도록 도와
몸의 혈액 순환이 좋아지며 몸 전체에 균형을 맞출 수 있다.

———

**난이도 ★★★☆☆ 유지 시간 10분, 1회**

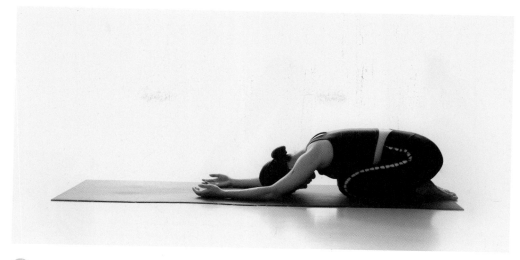

01 앞에서 배운 '아기 자세'를 취하며 호흡을 정리한다.

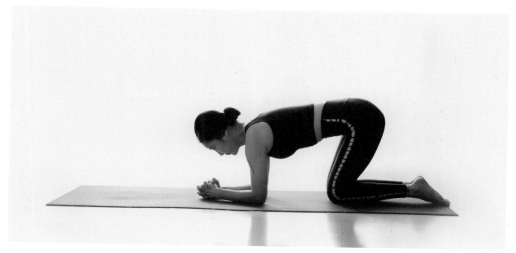

02 양 팔꿈치를 잡아 어깨 넓이보다 좁아지게 당긴 후 양손은 앞쪽에서 깍지를 낀다.

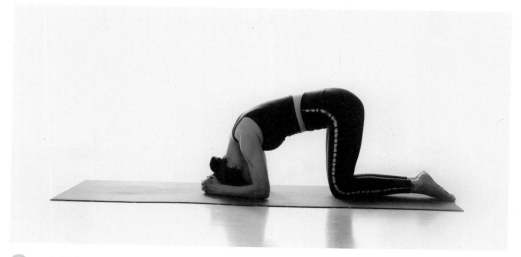

03 깍지 낀 손을 아래로 밀어내면서 머리와 팔로 균형을 잡고 손 안에 정수리를 넣고 바닥에 내려놓는다.

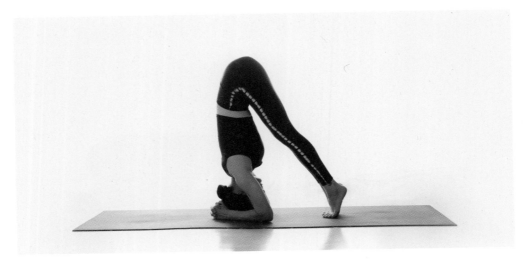

04  엉덩이를 들어 올린 뒤 발끝을 세운다. 이때, 발가락 끝이 바닥에 닿을 수 있도록 엉덩이를 최대
    한 높게 들어 올리고 발을 조금씩 몸 쪽으로 가까이 가져온다.

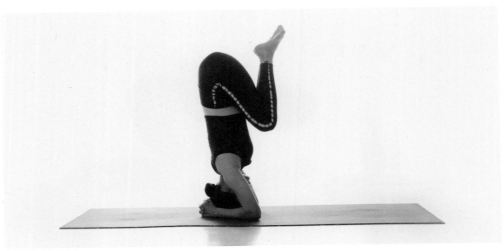

05  다리가 뜨는 지점에서 균형을 맞추고 한 다리씩 구부려 머무른다. 10분 유지 후 한발씩 천천히
    내려와 '아기 자세'에서 호흡한다.

**BONUS TIP**

· 10분이 어렵다면 할 수 있는 만큼 조금씩 늘려가도록 한다.
· 양손, 양팔꿈치, 팔, 어깨, 복부에 힘을 골고루 실어서 유지하도록 한다.

# Salamba Sirsasana 1

**02** • 살람바 시르사아사나 1(머리 서기 1)

뇌가 맑아져 두통이 있는 사람에게 좋다.
또한, 몸에 붓기를 제거해주며 장기들이 각자
원래의 제자리로 돌아갈 수 있도록 도와 몸의 혈액 순환이 좋아지며
몸 전체에 균형을 맞출 수 있다.

———

**난이도 ★★★★★  유지 시간 10분, 1회**

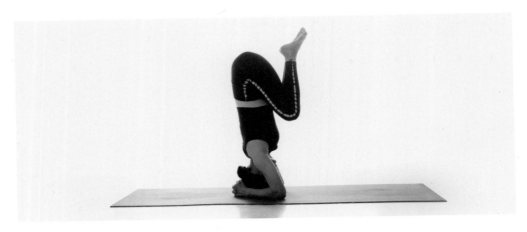

**01** 앞에서 배운 '반 머리 서기' 자세를 취한다.

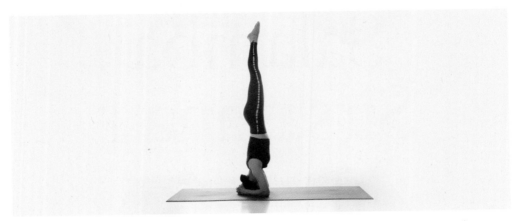

**02** 무릎을 천천히 펴서 중심을 잡은 뒤 두 다리를 붙이고 발끝을 멀리 밀어낸다. 이때, 엄지발가락과 발뒤꿈치를 잘 모아주고 약 10분간 자세를 유지한다.

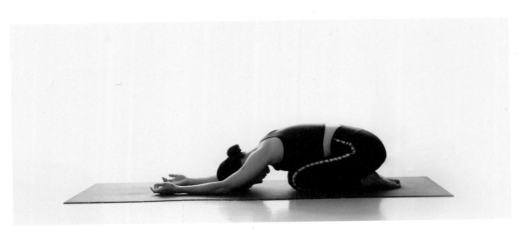

**03** 천천히 두 다리를 내려놓고 '아기 자세'로 돌아가 호흡을 정리하며 휴식한다.

---

**BONUS TIP**

· 머리 서기가 어렵다면 플랭크 자세에서 기다려도 좋다.
· 반 머리 서기까지만 해도 좋다.
· 목에 긴장이 들어간다면 자세를 풀어내고 목이 꺾이지 않게 한다. 떨어질 때도 뒤로 넘어가지 않게 다리를 얼굴 앞쪽으로 가져와서 떨어질 수 있도록 한다.

# Salamba Sirsasana 2

**03 •** 살람바 시르사아사나 2(머리 서기 2)

집중력이 좋아지면서 균형감각과 인내심도 키울 수 있다.
심신이 편안해짐을 느낄 수 있어 좋다.

---

**난이도 ★★★★★ 유지 시간** 10분, 1회

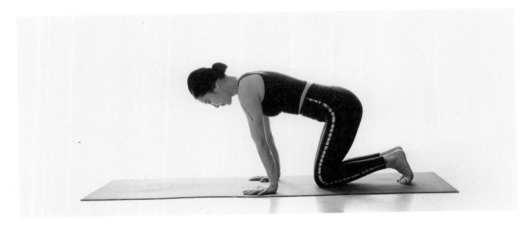

01  엎드려 무릎 꿇는 자세를 취한 후 양손으로 바닥을 짚고 어깨 넓이로 간격을 맞춘다.

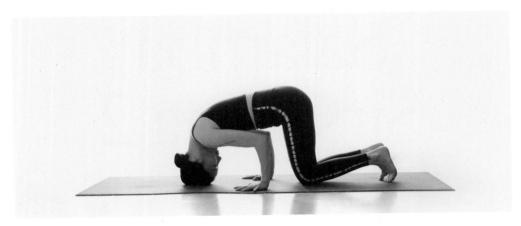

02  정수리를 바닥에 두며 손목과 팔꿈치가 일직선이 되게 한다.

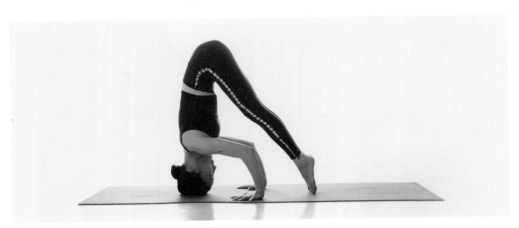

03  양손과 정수리가 삼각형 모양이 될 수 있게 한 뒤 발끝을 당겨서 다리를 펴고 한 걸음씩 천천히 얼굴 쪽으로 걸어간다.

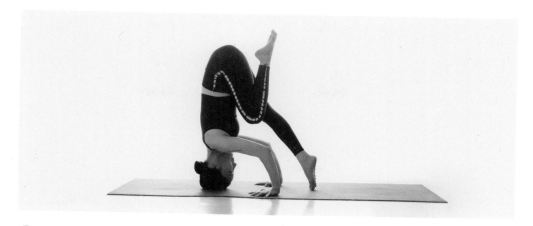

04  발끝이 떨어지는 지점에서 한쪽 다리씩 구부려서 중심을 잡아본다.

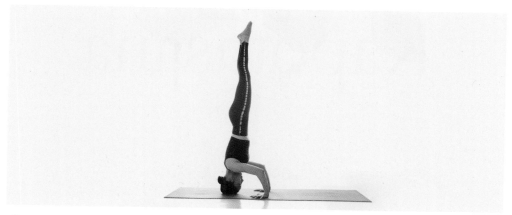

05  두 다리를 펴고 얼굴을 향해 걸어온 후 마치 물구나무를 서듯이 천장으로 다리를 뻗는다. 이때, 양손바닥과 머리에 체중을 골고루 실어주며 몸통이 일직선이 될 수 있게 꼬리뼈를 말아 복부에 힘을 준 채 자세를 유지한다.

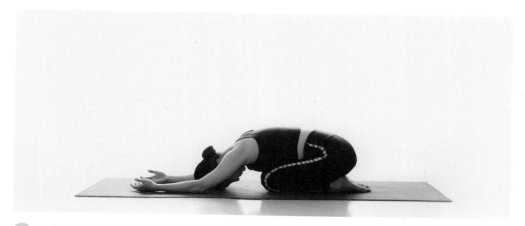

06  약 10분 정도 후에 다시 '아기 자세'로 내려와 휴식을 취하며 호흡을 정리한다.

---

**BONUS TIP**

· 두 다리를 동시에 들기 힘들다면 한 다리씩 균형을 잡아보는 것도 좋다.

· 반 머리 서기로 두 무릎을 구부려 유지해도 좋다.

· 정수리와 양손에 체중이 골고루 실릴 수 있게 어느 한 쪽에 무게중심이 치우지지 않도록 한다.

# Kapotasana 1

04 • 카포타아사나 1(비둘기 자세 1)

가슴과 어깨를 활짝 열어주면서 척추 전체가 늘어난다.
더불어 허벅지 근육을 키울 수 있다.

___

**난이도 ★★★★★ 유지 시간 30초, 1회**

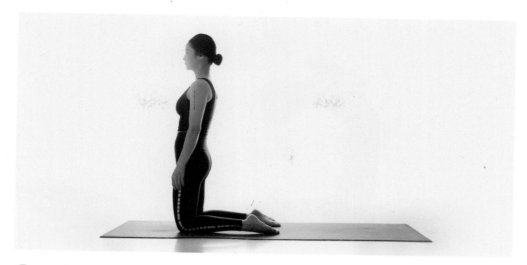

01 무릎을 꿇은 자세에서 골반을 세운다. 양 무릎 간격은 골반 넓이 정도로 벌린 뒤 발등을 바닥에 댄 상태에서 그대로 밀어내면서 발뒤꿈치와 발끝이 일직선이 되게 한다.

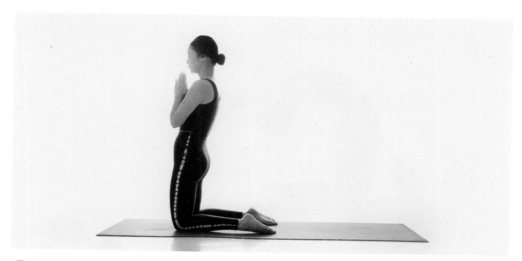

02 양손을 가슴 앞으로 모아 합장하며 숨을 들이마신다.

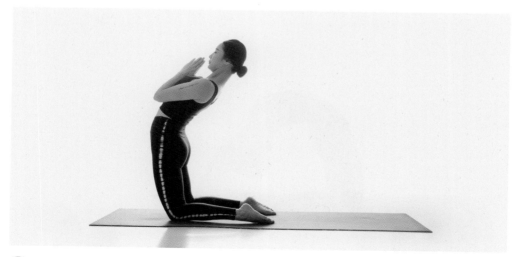

03 가슴을 위로 들어 올리며 허벅지에 힘을 주고 골반을 앞으로 밀어낸다.

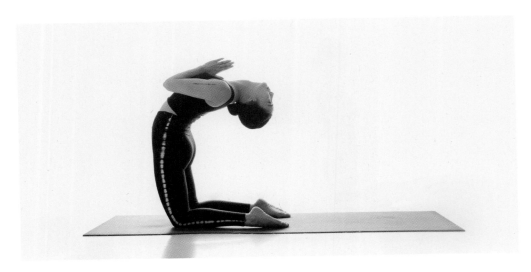

04 천천히 고개를 뒤로 젖히며 호흡한다.

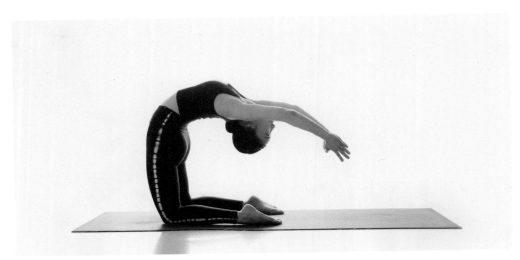

05 다시 숨을 내쉴 때 양손을 이마 가까이 가져다 댄다. 이때, 가능하면 팔꿈치를 쭉 펴서 손끝을 바라보고 호흡한다.

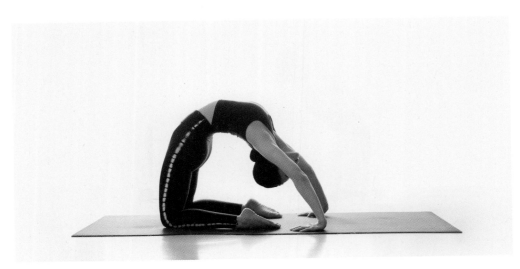

06 양손을 천천히 바닥으로 내리며 팔꿈치를 쭉 펴고 머무른다.

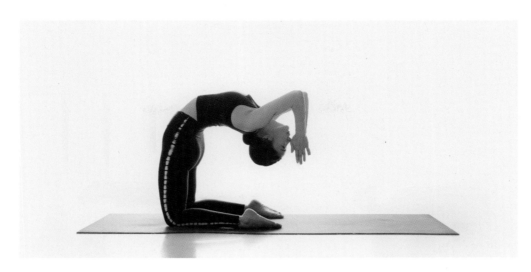

07  약 30초간 자세를 유지한 뒤 양손을 이마에서 합장하고 천천히 올라온다.

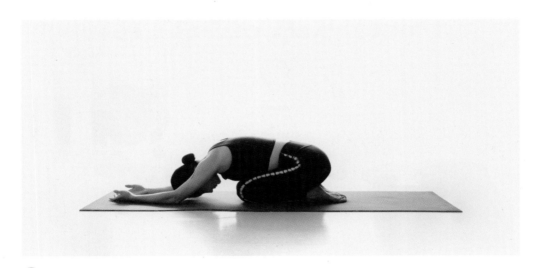

08  마지막으로 '아기 자세'를 취해 휴식하고 충분히 호흡을 정리한다.

**BONUS TIP**

· 발등으로 바닥을 강하게 밀어낸다.
· 허벅지 앞쪽의 힘이 강하게 필요하다.

# Kapotasana 2

## 05 • 카포타아사나 2(비둘기 자세 2)

가슴과 어깨를 활짝 열어주면서
척추 전체가 늘어난다.
더불어 허벅지 근육을 키울 수 있다.

---

**난이도 ★★★★★   유지 시간 30초, 1회**

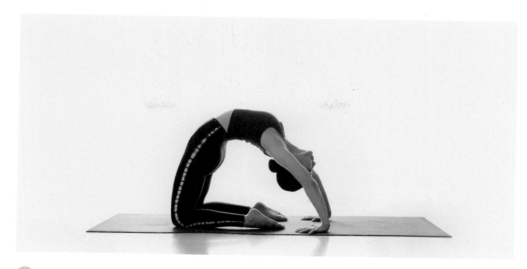

01 앞에서 배운 '카포타아사나 1' 동작을 취한 뒤 기다린다.

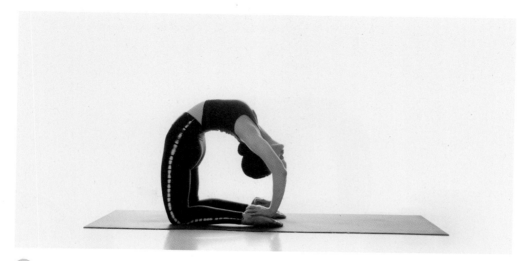

02 충분히 숨을 고르고 손바닥을 발뒤꿈치 쪽으로 가져온 뒤 발뒤꿈치를 잡고 팔꿈치를 쭉 편다.

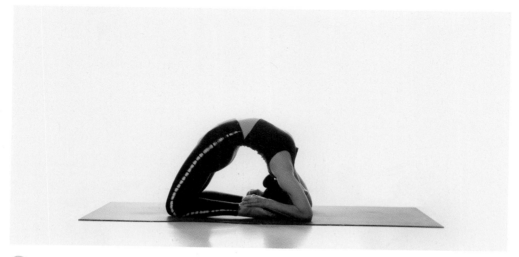

03 천천히 호흡하다가 숨을 내쉴 때 팔꿈치를 안으로 모아주며 머리를 바닥에 댄다. 이 자세에서 약 30초간 머무른다.

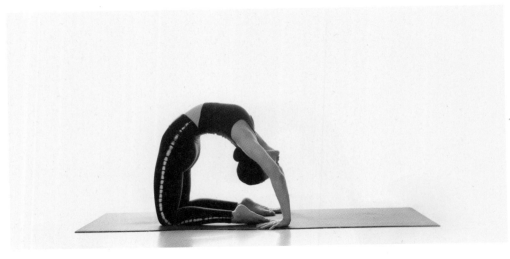

04 양손을 천천히 새끼발가락 옆 바닥으로 내리며 '카포타아사나 1'에서 기다린다.

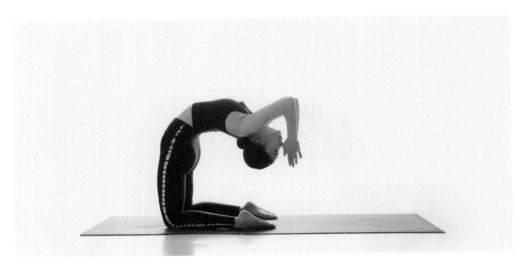

05 양손을 이마에서 합장하고 마시는 숨에 천천히 올라온다.

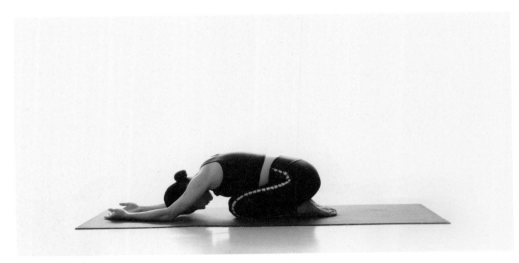

06 마지막으로 '아기 자세'를 취해 휴식하고 충분히 호흡을 정리한다.

# Ganda Bherundasana

**06 •** 간다베룬다아사나(턱으로 서기 자세)

척추 전체를 유연하게 하고
복부 근육을 키우는데 효과적이다.
몸의 혈액 순환을 돕고 활력을 불어 넣는다.

———

**난이도 ★★★★★  유지 시간 1분, 1회**

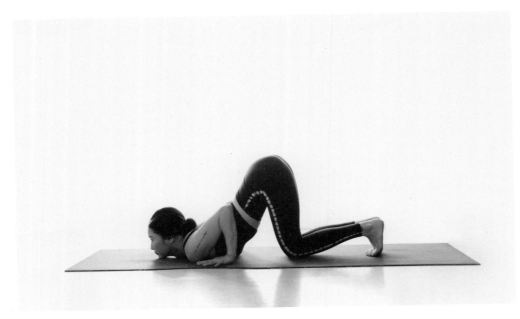

01　제 자리에 엎드려 기어가는 자세를 취한 뒤 양손 사이에 가슴을 대고 턱은 바닥에 닿게 한다.

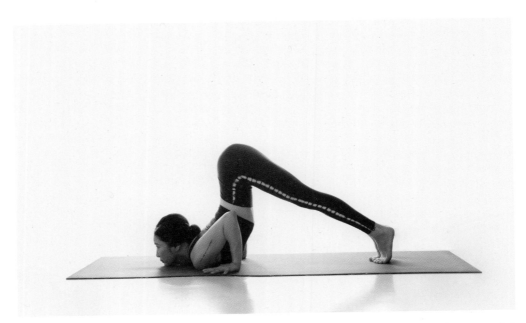

02　발끝을 당기며 무릎을 쭉 편 후 엉덩이를 들어 발을 가슴 쪽으로 한 걸음 이동한다. 손으로 바닥을 밀어내며 한 다리씩 차올린다.

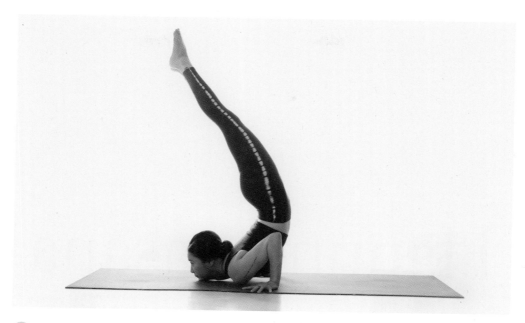

03  두 다리 모두 들어올린 후 엄지발가락과 발뒤꿈치를 모아 허벅지 안쪽에 힘이 가해지도록 한다. 이때, 시선은 코끝을 응시한다.

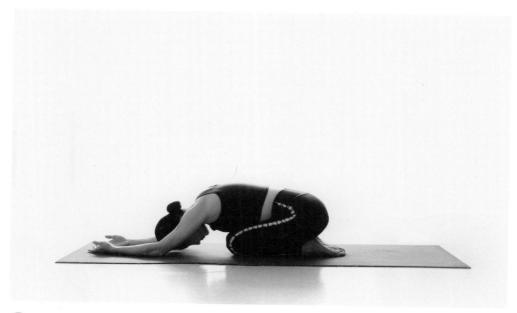

04  자세를 천천히 풀어 아기 자세로 돌아간 뒤 충분히 휴식하며 호흡을 정리한다.

---

**BONUS TIP**

· 초보자는 한 다리씩 들어 올리는 연습을 먼저 한다.

· 어려운 자세이므로 상체의 힘과 후굴연습이 많이 되며 안정적일 때 시도해보길 권한다.

# Hanumanasana

**07** • 하누만아사나(원숭이 자세)

앞뒤로 다리를 찢음으로써
다리 전체를 이완시켜주며
골반을 바르게 정렬하는데 효과적이다.

———

**난이도 ★★★★★ 유지 시간 1분, 1회**

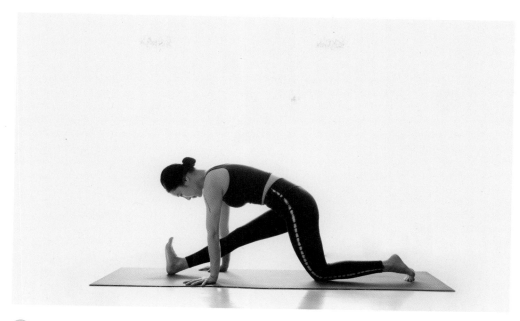

01 '테이블 자세'를 취한 뒤 오른쪽 다리를 앞으로 가져와 무릎을 펴준다.

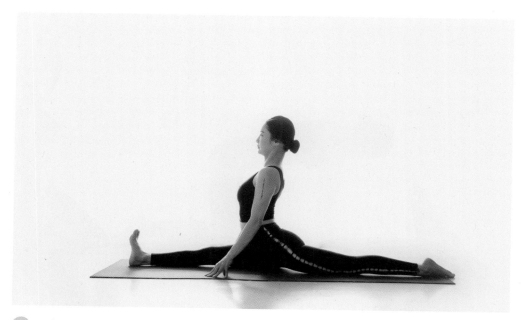

02 양손으로 바닥을 짚은 상태에서 오른쪽 발뒤꿈치를 앞으로 천천히 밀어내며 왼쪽 골반을 앞으로 가져와 정면을 응시한다.

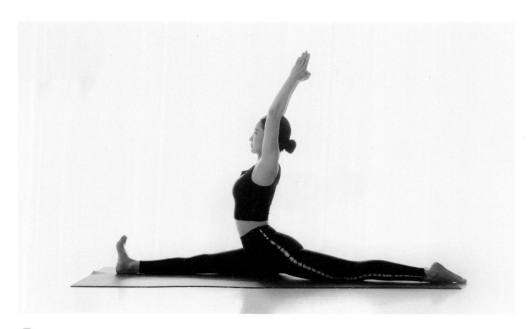

03 양손을 합장하여 머리 위로 천천히 들어 올린다.

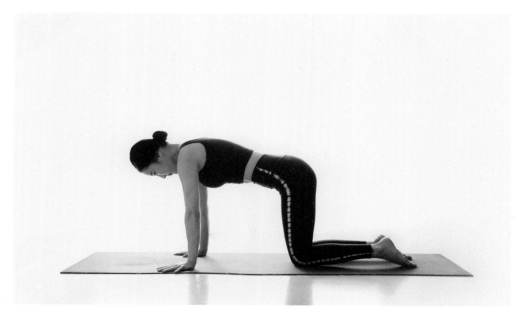

04 약 1분 정도 머물렀다가 다시 '테이블 자세'로 돌아간다. 반대쪽도 동일하게 진행한다.

---

## BONUS TIP

· 다리와 엉덩이, 허리가 깊이 스트레칭이 된다.

· 내 몸에 맞게 몸을 충분히 풀어주고, 할 수 있는 만큼 진행하도록 한다.

✳

# Urdhva Dhanurasana

**08 • 우르드바다누라아사나(위로 향한 활 자세)**

가슴과 폐를 확장시켜줄 수 있는 자세로
어깨나 손목 강화에도 도움이 된다.
더불어 팔과 다리에 근육을 키워주면서
몸의 전면을 이완시켜준다.

———

**난이도 ★★★★★ 유지 시간 1분, 1회**

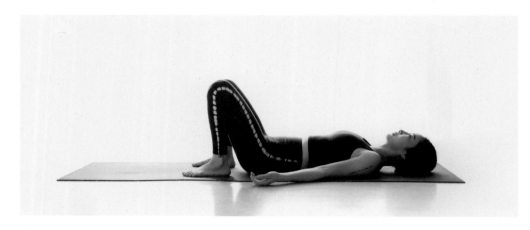

① 　바닥에 누운 상태에서 양 무릎을 구부리고 양발 간격을 골반 넓이로 벌려준다.

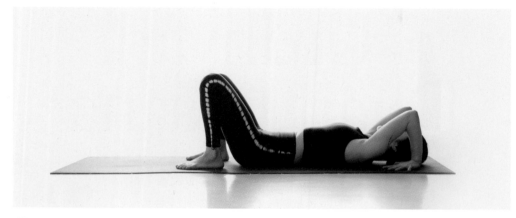

② 　양 팔꿈치를 구부려 귀 옆에 두고 바닥을 짚는다. 이때, 손끝이 어깨 쪽을 향하도록 손가락을 넓게 펼치고 팔꿈치가 옆으로 벌어지지 않도록 한다.

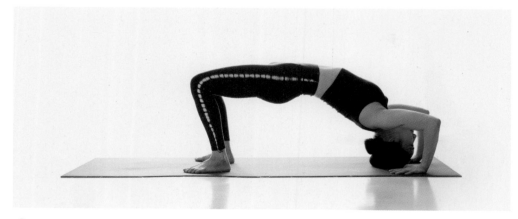

③ 　숨을 마시고 숨을 내쉬면서 손바닥과 발바닥을 밀어내며 엉덩이를 들어 올려 정수리는 양손 사이 바닥에 내려놓는다.

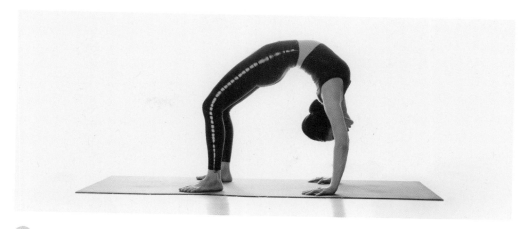

04　숨을 한 번 들이마셨다가 다시 내쉴 때 팔꿈치를 펴 천천히 가슴을 들어 올린다.

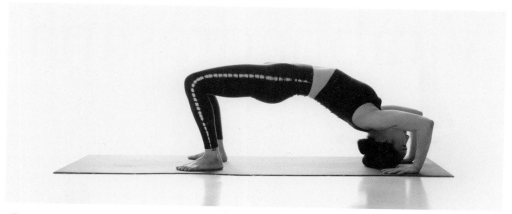

05　약 1분간 유지한 후 정수리를 먼저 바닥에 대고 등과 머리 순으로 천천히 내려온다.

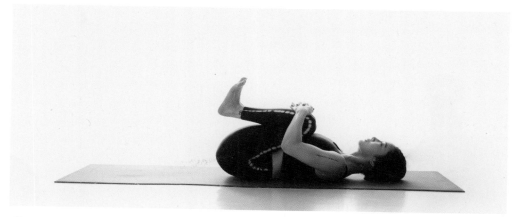

06　마지막으로 두 무릎을 끌어안고 호흡을 정리한다.

---

## BONUS TIP

· 팔꿈치를 폈을 때 어깨 밑에 손목이 오게 하고 무릎 밑에 발목이 오게 하며 가슴을 조금 더 들어 올려 머무른다.
· 팔의 힘으로만 들어 올리려고 하지 말고 손바닥 발바닥에 무게 중심이 고루 실릴 수 있도록 골반을 조금 더 높게 들어 올리며 팔꿈치가 바깥쪽으로 벌어지지 않게 주의한다.
· 발끝이 바깥쪽으로 열리지 않게 발끝은 11자를 유지하고 초보자는 정수리만 바닥에 댄 상태에서 머무른다.

# Virabhadrasana 3

## 09 • 비라바드라아사나 3

균형감각과 더불어 집중력 향상에도 도움을 준다.
몸의 중심을 잡아가는 과정에서
몸과 마음의 근육을 함께 키울 수 있다.

———

**난이도 ★★★★★  유지 시간 1분, 1회**

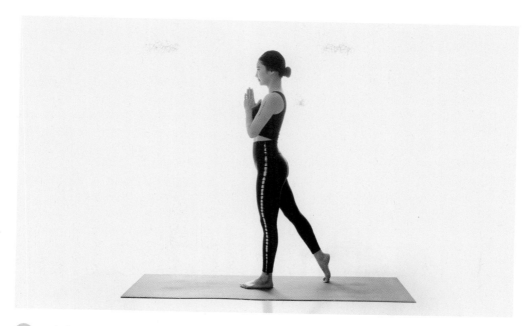

01 자리에서 반듯하게 선 상태로 양손을 가슴 앞으로 모아 합장하고 오른발 끝을 뒤로 뻗는다.

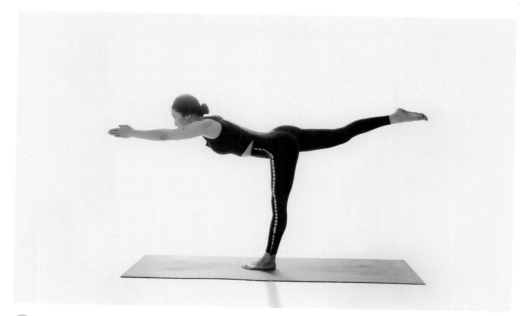

02 숨을 마시고 숨을 내쉴 때 발끝을 천천히 들어 올리며 합장한 손은 앞으로 쭉 뻗는다. 이때, 두 눈으로 손끝이나 바닥을 응시한다. 약 1분간 유지한 후 처음 자세로 돌아와 반대쪽도 동일하게 진행한다.

---

**BONUS TIP**

· 골반이 열리지 않게 주의하며 손끝과 발끝을 앞뒤로 밀어낸다.
· 시선이 흔들리면 중심도 같이 흔들리기 때문에 균형을 잡는데 어려움이 있다. 때문에 시선은 반드시 어느 한 점에 고정시키도록 한다.

# Pincha Mayurasana

**10 • 핀챠마유라아사나(공작 자세)**

척추 건강에 효과적이다.
균형감각과 전신의 근력을 키울 수 있고,
집중력과 함께 의지력 또한 기를 수 있다.

---

**난이도 ★★★★★ 유지 시간 1분, 1회**

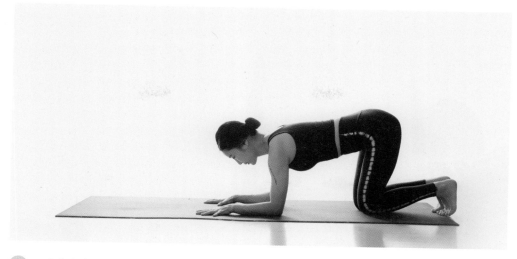

01    테이블 자세를 취한 후 어깨넓이보다 살짝 좁게 팔꿈치를 대고 손가락을 넓게 펼친 후 손바닥으로 바닥을 짚는다.

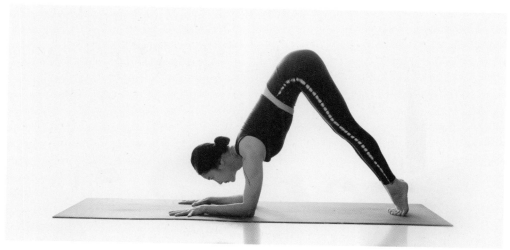

02    시선은 양손 사이에 두고 엉덩이를 들어올린다.

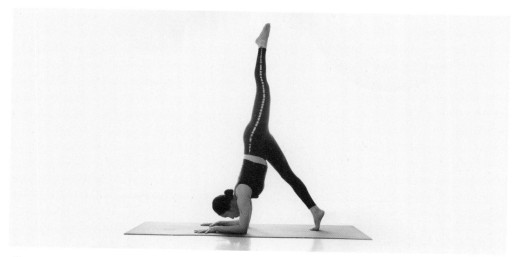

03    숨을 마시고 숨을 내쉴 때 다리 한쪽을 들어 차올린다.

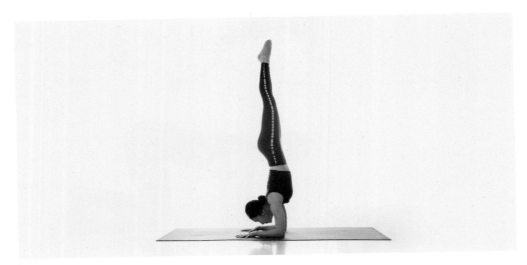

04 나머지 한 쪽도 들어올려 두 다리 모두 뻗는다. 이때, 최대한 일직선으로 중심을 잡고 서도록 노력한다.

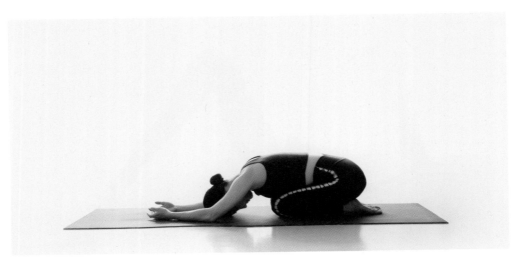

05 약 1분간 유지한 후 한 다리씩 내려와 '아기 자세'에서 휴식하며 충분히 호흡한다.

---

**BONUS TIP**

· 1분을 유지하기 힘들다면 할 수 있는 만큼 한다.
· 처음에는 벽에 기대어 연습해도 좋다.

# Vrschikasana

**11 • 브르스츠카아사나(전갈자세)**

척추 건강에 효과적이다.
균형감각과 전신의 근력을 키울 수 있고,
집중력과 함께 의지력 또한 기를 수 있다.

———

**난이도 ★★★★★  유지 시간 30초, 1회**

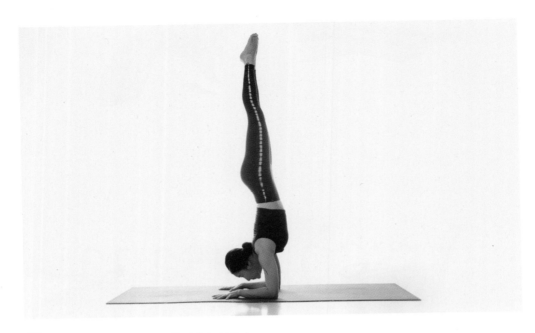

01 앞에서 배운 '핀차마유라' 동작을 취한다.

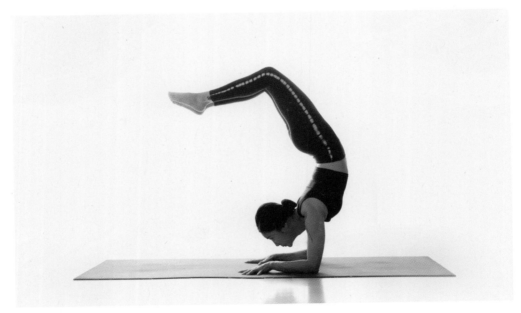

02 천천히 호흡하며 후굴각도를 만들어내고, 숨을 내쉴 때 무릎을 구부린다.

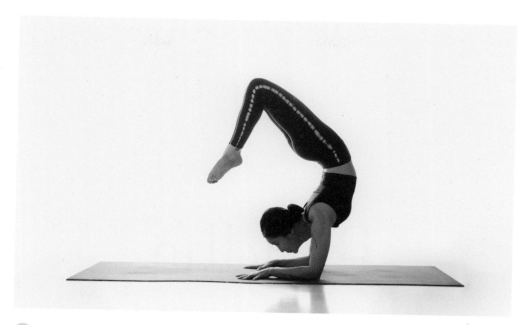

03 고개를 조금 더 들어 올리며 가슴의 방향을 바닥으로 밀어내면서 후굴 각도를 더 강하게 만들어 낸다. 천천히 호흡을 이어가면서 약 30초간 자세를 유지한다.

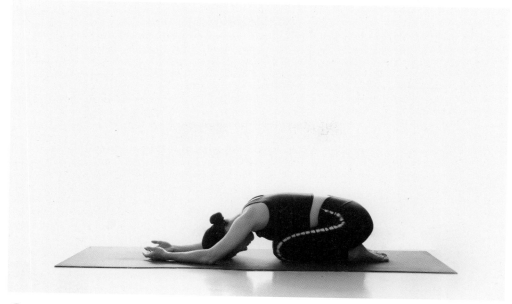

04 조심스럽게 한 다리씩 앞으로 풀어주며 '아기 자세'로 돌아가 충분히 휴식 하며 호흡을 정리한다.

---

**BONUS TIP**

· 팔뚝 사이에 간격은 어깨 넓이보다 벌어지지 않게 한다.
· 어깨부터 팔꿈치까지 일직선이 되도록 하며 손바닥이 뜨지 않게 노력한다.
· 호흡이 멈추지 않도록 천천히 진행한다. 굉장히 난이도가 높아 자칫 다칠 수도 있는 자세이니 머리 서기 정도는 가능한 숙련자만 시도하도록 한다.
· 복부근육을 풀지 않도록 '우디야나반다'를 반드시 진행해야 하고 가슴의 방향을 바닥 쪽으로 밀어내면서 허리만 꺾지 않도록 척추, 등 전체가 늘어날 수 있도록 노력한다.

# Baddha
# Padmasana

### 12 • 받다파드마아사나

골반 주변의 긴장을 풀어주며
하체의 관절들을 부드럽게 이완시켜준다.

———

**난이도 ★★★★★  유지 시간** 5분, 2회

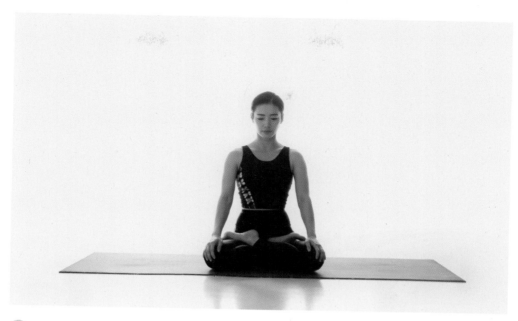

앞에서 배운 '파드마아사나' 자세를 취하며 앉는다.

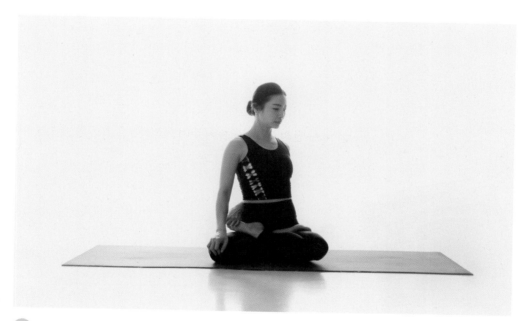

02 왼손을 등 뒤로 깊게 감은 후 엄지발가락을 고리 걸어 잡고 가슴을 활짝 연다.

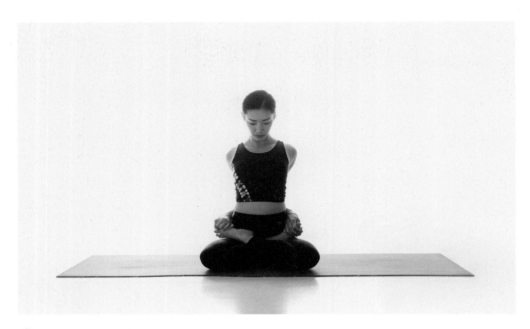

03 오른손도 등 뒤로 깊게 감아 엄지발가락을 걸어 잡고 양 팔꿈치가 교차 되도록 한다. 이때, 턱을 당겨 천천히 호흡한다.

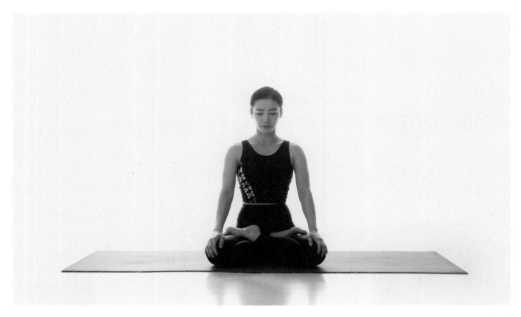

04 천천히 손을 풀어 ①의 자세로 돌아온다.

---

**BONUS TIP**

· 파드마 자세를 할 때 무릎이 바깥쪽으로 열리지 않게 무릎을 최대한 안쪽으로 모은다.
· 허벅지 안쪽을 조이면서 외회전 하는 것이 포인트!

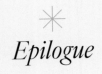

# *Epilogue*

● 나는 요가에서 '니야사'라는 말을 좋아한다. '니야사'는 '놓다', '내려놓다', '고정시키다'라는 뜻을 지니고 있다. 그런데 이를 수련의 의미로 다시 해석하면 '지금 여기에 머무르다', '상상에 얽매이지 않고 현재에 머무르다', '외부로 향하는 마음을 자신의 내부로 놓다' 등과 같은 말이 된다.

실제로 수업을 진행하며 명상을 시작할 때 매일 하는 말이 "외부로 향하는 마음을 자신의 내부로 내려놓습니다. 그리고 자신의 호흡을 바라봅니다."이다. 나의 말에 수강생들은 저마다 스스로의 호흡에 집중하며 깊은 명상에 빠져드는데, 이를 지켜보고 있으면 모두가 얼마나 빛이 나고 아름다워 보이는지 모른다.

세상에 태어난 우리는 모두 특별한 존재다. 사랑받아야 마땅한 존재며, 행복하게 살아야 할 권리가 있는 존재다. 요가는 바로 이 지점에서 시작된다. 단순히 아사나를 통해 육체를 단련하는 것이 아니다. 스스로 호흡을 통제하고 동작을 이어 나가며 몸과 마음이 이완되는 것을 느끼고, 편안해지며 지금 이 순간에 집중하고 온전히 자기 자신에게 빠져드는 것이다. 요가를 통해서 매일매일 새로운 경험을 하게 되면 점점 요가에 빠져들 수밖에 없다.

15년 동안 요가를 가르치면서 참 많은 분들을 만났다. 그들은 모두 각기 다른 직업을 지녔고, 서로 다른 성격이었으며, 저마다의 성향도 달랐다. 물론 육체적으로도 마찬가지였다. 각자 체형도 다르고 근육의 모양과 결, 몸의 유연성 등 모든 것이 달랐다. 하지만 단 한 가지 공통점이 있었다. 바로 모두 불균형하다는 것이다.

요가는 이런 불균형을 균형으로 맞추어 가는 과정을 의미한다. 내면의 복잡함과 요란함을 단순화시키고 온전히 자신에게 집중해 진정한 나를 찾도록 돕는다. 서로 다른 사람도, 저마다의 사연과 사정으로 전혀 다른 모양을 지니는 사람들도 요가를 통해 균형을 맞춰갈 수 있는 것이다.

최근에 법률스님의 글을 자주 본다. 수많은 법률스님의 말씀 중에 '모든 일에 관점을 바꾸면 된다!'라는 말이 가장 와닿았다. 요가의 본질 또한 그러하기 때문이다. 요가를, 특히 리추얼 요가를 통해 우리는 '나'에게 초점을 맞추어서 당당하게, 자신을 조금 더 보살피고 사랑할 필요가 분명 있다. 아무도 나에게 뭐라고 하지 않았지만, 이런저런 쓸데없는 생각을 하게 되면서 걱정이 커지는 경우가 많기 때문이다.

나는 '요가는 마음의 작용을 조절한다'라는 요가수트라 1장 2절의 말을 늘 생각한다. 감정 조절을 하기 위해서 매일 비우려고 애쓰는 건 긍정적으로 살기 위한 나만의 노력이었다. 그 모든 과정이 지나면 명상의 상태에 머물러 있기도 하고, 때로는 잠에 들기도 하고, 혼자 웃거나 울기도 한다.

이는 누구나 할 수 있는 일이다. 전혀 어렵지 않다. '비워내기' 또는 '명상'이라고 하면 정자세로 앉아 눈을 감아야 한다고 생각하는 경우가 많지만, 실상은 그렇지 않다. 그저 한 곳을 멍하니 바라보면서 아무 생각 없이 이른바 '멍때리기'를 하는 게 명상이 될 수 있다. 또는 누워서 잠들기 직전에 하루를 돌아보며 생각에 잠기는 걸 명상이라고 할 수도 있다. 아니면 거리를 걷다가 어느 하나에 집중하며 명상을 할 수도 있다. 방법은 다양하다. 그냥 쉽게, 내가 할 수 있는 곳에서 편안하게 하는 것이 바로 진정한 비워내기와 명상이다. 먼저 무엇이든 시작해라. 행동으로 행하면 그것이 바로 리추얼이 된다.

15년 넘게 요가를 배우면서 터득한 것들을 많은 분들과 나누고 공유하고 싶은 마음에 책을 준비했다. 그 과정 속에서 도움을 주신 분들이 정말 너무 많다. 요가 도반들과 친구들, 가족들, 도움주신 선생님들 모두에게 감사드린다. 무엇보다도 책을 낼 수 있게 기회를 주신 허들링북스 대표님과 직원분들께 감사드린다. 5개월 동안 행복하게 집필하며 나만의 즐거운 추억이 된 것 같아 너무 기쁜 마음을 감출 수가 없다.

이 책으로 인해 조금이나마 나의 삶에, 그리고 요가에 진심인 마음이 여러분들에게 전해졌으면 하는 마음이다.

몸과 마음이 단단해지는 힐링 테라피

# 리추얼 요가

ⓒ 이유정

**초판 1쇄 발행** 2023년 9월 15일

**지은이**    이유정
**펴낸이**    박성인

**책임편집**    강하나
**마케팅**    김멜리띠나
**경영관리**    김일환
**사진**    스티브 백
**디자인**    studio 213ho
**협찬**    오즈이즈(www.ozez.co.kr)
**펴낸곳**    허들링북스
**출판등록**    2020년 3월 27일 제2020-000036호
**주소**    서울시 강서구 공항대로 219, 3층 309-1호(마곡동, 센테니아)
**전화**    02-2668-9692    **팩스**  02-2668-9693
**이메일**    contents@huddlingbooks.com

**ISBN 979-11-91505-35-1 (13510)**